DIETA CHETOGENICA FACILE IN 30 GIORNI

Menú settimanale completo - 150 ricette chetogeniche piani alimentari personalizzati per uomo e donna

(GIULIA RIVA)

SOMMARIO

INTRODUZIONE ALLA DIETA CHETOGENICA

La dieta chetogenica, comunemente nota come "keto", si distingue come un approccio alimentare rivoluzionario, incentrato sulla riduzione drastica dell'assunzione di carboidrati a favore di grassi e proteine. Questo cambiamento nella distribuzione dei macronutrienti induce il corpo a entrare in uno stato metabolico noto come chetosi. Durante la chetosi, il corpo, privato della sua fonte abituale di energia derivata dai carboidrati, inizia a bruciare i grassi per produrre energia. Questo processo porta alla formazione di molecole chiamate chetoni, utilizzate dal corpo come nuova fonte energetica.

La transizione verso questo stato metabolico non avviene immediatamente; richiede da alcuni giorni a una settimana, durante i quali il corpo si adatta a utilizzare i grassi come principale fonte di energia. Questa fase di adattamento può variare da individuo a individuo, influenzata da vari fattori come l'attività fisica, il metabolismo basale e la precedente dieta.

Le origini della dieta chetogenica risalgono ai primi del Novecento, quando fu introdotta come trattamento per l'epilessia resistente ai farmaci nei bambini. Da allora, il suo utilizzo si è esteso ben oltre, diventando popolare per i suoi effetti sulla perdita di peso, il miglioramento della composizione corporea e il supporto nella gestione di diverse condizioni metaboliche, come il diabete di tipo 2 e la sindrome dell'ovaio policistico (PCOS).

Il principio su cui si basa la dieta chetogenica è semplice: limitando l'assunzione di carboidrati (generalmente a meno di 50 grammi al giorno), si riducono i livelli di glucosio nel sangue e si abbassa la produzione di insulina, l'ormone responsabile della regolazione del glucosio nel sangue. Questa riduzione induce il corpo a cercare un'alternativa energetica nei grassi, sia quelli alimentari sia quelli accumulati nel tessuto adiposo. Di conseguenza, si assiste a una perdita di peso, spesso significativa nei primi stadi della dieta.

Un aspetto fondamentale della dieta chetogenica è la scelta dei grassi: è essenziale privilegiare fonti di grassi sani, come l'olio di oliva, l'avocado, i semi, i frutti a guscio e il pesce ricco di omega-3, rispetto a grassi saturi o trasformati. Questo non solo contribuisce alla perdita di peso ma favorisce anche il miglioramento del profilo lipidico e della salute cardiovascolare.

La dieta chetogenica enfatizza anche l'importanza di un'adeguata assunzione proteica, necessaria per mantenere la massa muscolare, soprattutto in un contesto di restrizione calorica e attività fisica. Le proteine dovrebbero essere scelte attentamente, privilegiando fonti di alta qualità come carne magra, pesce, uova e latticini a basso contenuto di carboidrati.

Questo contesto prepara il terreno per esplorare più a fondo i benefici specifici della dieta chetogenica per la salute e il dimagrimento, argomento trattato nel punto successivo, dove approfondiremo come questa dieta possa influenzare positivamente vari aspetti del benessere fisico e mentale.

Demistificazione dei miti più diffusi

Avendo delineato i benefici della dieta chetogenica, è fondamentale affrontare e sfatare alcuni dei miti più persistenti che circondano questo regime alimentare. Questi miti possono generare confusione e potenzialmente scoraggiare le persone dal considerare la dieta chetogenica come un'opzione valida per il miglioramento della propria salute e del proprio benessere.

Uno dei miti più comuni è l'idea che la dieta chetogenica sia pericolosamente alta in grassi saturi e che possa aumentare il rischio di malattie cardiovascolari. Tuttavia, la ricerca suggerisce che, quando i grassi sono scelti con attenzione, privilegiando fonti di alta qualità come olio d'oliva, avocado, noci, semi e pesce grasso, la salute cardiovascolare può effettivamente migliorare. Il profilo lipidico tende a beneficiare di un incremento del colesterolo HDL (buono) e di una riduzione dei trigliceridi, entrambi fattori che contribuiscono a un minor rischio di malattie cardiache.

Un altro mito diffuso è l'idea che la dieta chetogenica sia monotona e limitante, offrendo poche varietà e privando chi la segue del piacere del cibo. In realtà, con un po' di creatività e la disponibilità di numerose ricette e sostituti chetogenici, è possibile godere di un'ampia gamma di piatti deliziosi e nutrienti. Dai sostituti del pane e della pasta a basso contenuto di carboidrati alle ricche insalate, piatti principali e persino dolci chetogenici, le opzioni sono molteplici e possono soddisfare tutti i palati.

Vi è anche la convinzione errata che la dieta chetogenica causi inevitabilmente carenze nutrizionali, a causa dell'esclusione di determinati gruppi di alimenti. Sebbene la dieta limiti l'assunzione di alcuni carboidrati, è possibile ottenere un ampio spettro di nutrienti essenziali attraverso un'attenta selezione di verdure a basso contenuto di carboidrati, frutti di bosco, frutti a guscio, semi e proteine di alta qualità. La chiave sta nel pianificare i pasti in modo che siano equilibrati e ricchi di nutrienti.

Infine, si ritiene spesso che la dieta chetogenica sia una soluzione rapida e temporanea per la perdita di peso, non sostenibile nel lungo termine. Mentre è vero che l'adattamento iniziale può presentare sfide, molti trovano che, una volta superata la fase di adattamento e trovato il proprio equilibrio, la dieta chetogenica può diventare uno stile di vita sostenibile. La chiave del successo a lungo termine risiede nell'ascolto del proprio corpo, nell'adattare la dieta alle proprie esigenze individuali e nel trovare piacere nel cibo che si consuma.

Mentre procediamo oltre questi miti comuni, è importante prepararsi mentalmente al cambiamento che la dieta chetogenica comporta. Questo include comprendere e accettare le modifiche che si dovranno apportare alla propria alimentazione e stile di vita, così come imparare a navigare le sfide che si possono presentare lungo il percorso. Il passaggio successivo esplorerà come prepararsi mentalmente e stabilire un mindset che favorisca il successo nella transizione verso e nella sostenibilità della dieta chetogenica, garantendo così una connessione fluida e un approccio equilibrato al cambiamento dietetico.

FONDAMENTI NUTRIZIONALI DELLA DIETA CHETOGENICA

Nel percorso verso l'adozione della dieta chetogenica, comprendere i macronutrienti – proteine, grassi e carboidrati – riveste un'importanza cruciale. Questi sono i pilastri su cui si basa non solo l'equilibrio alimentare della dieta chetogenica, ma anche il successo nel raggiungimento dei propri obiettivi di salute e benessere. La corretta comprensione e gestione dei macronutrienti permette di navigare con sicurezza in questo regime alimentare, massimizzando i benefici e minimizzando potenziali rischi o difficoltà.

Le proteine, essenziali per la costruzione e la riparazione dei tessuti, assumono un ruolo chiave nella dieta chetogenica. Una corretta assunzione proteica supporta la salute muscolare, in particolare in un contesto di perdita di peso, aiutando a preservare la massa magra. È fondamentale selezionare fonti di proteine di alta qualità, come carni magre, pesce, uova e latticini a basso contenuto di carboidrati, integrando con legumi e frutti a guscio per chi segue un approccio vegetale. La quantità di proteine necessaria varia in base a fattori individuali come l'età, il livello di attività fisica e gli obiettivi specifici, ma generalmente si situa intorno al 20-25% dell'apporto calorico giornaliero.

I grassi, pilastro della dieta chetogenica, forniscono la maggior parte delle calorie giornaliere, promuovendo la sazietà e fornendo energia a lungo termine. La chiave per un approccio salutare è privilegiare i grassi insaturi e i grassi omega-3, presenti in alimenti come olio d'oliva, avocado, semi, frutti a guscio e pesce grasso. Questi tipi di grassi contribuiscono a migliorare il profilo lipidico e a ridurre l'infiammazione, sostenendo la salute cardiovascolare. Allo stesso tempo, è importante limitare i grassi saturi e trasformati, spesso presenti in cibi industriali e lavorati, per mantenere equilibrio e benessere.

I carboidrati, nel contesto della dieta chetogenica, vengono drasticamente ridotti per facilitare l'ingresso e il mantenimento dello stato di chetosi. Tuttavia, è essenziale distinguere tra i vari tipi di carboidrati, privilegiando quelli provenienti da verdure a basso indice glicemico, frutti di bosco e alcuni latticini. Questi alimenti forniscono fibre, vitamine e minerali necessari per il corretto funzionamento dell'organismo, senza compromettere lo stato di chetosi. L'obiettivo è limitare l'assunzione di carboidrati netti (carboidrati totali meno le fibre) a circa 20-50 grammi al giorno, a seconda della tolleranza individuale e degli obiettivi specifici.

La gestione accurata dei macronutrienti nella dieta chetogenica non solo supporta il raggiungimento dello stato di chetosi, ma contribuisce anche a un più ampio benessere fisico, migliorando parametri come il controllo della glicemia, la composizione corporea e il profilo lipidico. Questa comprensione dei macronutrienti funge da base per un approccio informato e consapevole alla dieta chetogenica, preparando il terreno per esplorare ulteriori aspetti nutrizionali essenziali come l'importanza dell'idratazione e dei minerali, argomenti trattati nel prossimo segmento. La conoscenza approfondita dei macronutrienti e il loro equilibrio ottimale sono essenziali per navigare con successo nel percorso chetogenico, garantendo che ogni scelta alimentare contribuisca positivamente agli obiettivi di salute e benessere.

L'importanza dell'idratazione e dei minerali

Dopo aver delineato l'importanza dei macronutrienti nella dieta chetogenica, è fondamentale rivolgere l'attenzione all'idratazione e ai minerali, componenti cruciali per il mantenimento dell'equilibrio e della salute generale, soprattutto in una dieta a basso contenuto di carboidrati. L'idratazione e il bilancio dei minerali giocano ruoli chiave nel successo della dieta chetogenica, influenzando tutto, dalla gestione dei sintomi iniziali di adattamento alla dieta, come l'influenza chetogenica, al funzionamento ottimale del corpo nel lungo termine.

L'importanza dell'idratazione nella dieta chetogenica non può essere sottolineata abbastanza. Quando si riducono drasticamente i carboidrati, il corpo inizia a perdere una maggiore quantità di acqua. Questo accade perché i carboidrati, sotto forma di glicogeno nei muscoli e nel fegato, trattenono l'acqua nel corpo. Riducendo i carboidrati, si riduce il glicogeno immagazzinato, e con esso, l'acqua precedentemente trattenuta viene eliminata. Pertanto, mantenere un'adeguata assunzione di liquidi diventa cruciale per prevenire la disidratazione, un rischio comune nelle fasi iniziali della dieta chetogenica. Un'adeguata idratazione supporta anche la funzionalità renale, contribuisce alla sazietà e può aiutare a mitigare alcuni sintomi associati alla chetosi iniziale, come mal di testa e affaticamento.

Parallelamente all'idratazione, il bilancio dei minerali, o elettroliti, assume un'importanza critica. Gli elettroliti principali da considerare sono sodio, potassio e magnesio. La loro regolazione adeguata è essenziale per molteplici funzioni corporee, tra cui la regolazione del fluido cellulare, la funzione muscolare e nervosa, e il mantenimento dell'equilibrio acido-base. Nella dieta chetogenica, il rischio di squilibrio elettrolitico è elevato a causa della maggiore diuresi (eliminazione di liquidi) e della perdita di minerali attraverso il sudore e l'urina, soprattutto nelle prime fasi.

Per prevenire carenze, può essere necessario incrementare l'assunzione di questi minerali. Il sodio può essere adeguatamente assunto attraverso l'aggiunta di sale da cucina ai pasti o consumando brodi. Il potassio è abbondante in alimenti come avocado, spinaci, funghi, zucchine e pesce, che si integrano bene in una dieta chetogenica equilibrata. Il magnesio, invece, può essere trovato in alimenti come semi di zucca, mandorle, spinaci e cavolo riccio. In alcuni casi, può essere utile considerare integratori specifici, sempre dopo aver consultato un professionista della salute.

Un'adeguata attenzione all'idratazione e ai minerali non solo facilita una transizione più agevole e confortevole verso la chetosi ma sostiene anche la salute e il benessere a lungo termine. È importante ascoltare il proprio corpo e adeguare l'assunzione di liquidi e minerali alle proprie esigenze, soprattutto considerando le variazioni individuali e le attività quotidiane.

Comprendere e gestire efficacemente l'idratazione e l'equilibrio dei minerali prepara il terreno per il prossimo passo cruciale: identificare gli alimenti da preferire e quelli da evitare. Questa conoscenza consente di navigare con sicurezza nella dieta chetogenica, garantendo che ogni scelta alimentare contribuisca positivamente non solo al mantenimento dello stato di chetosi ma anche al supporto di un quadro di salute ottimale.

Guida agli alimenti: cosa includere e cosa evitare

Nell'ambito della dieta chetogenica, la selezione consapevole degli alimenti è fondamentale per assicurare il successo e il benessere a lungo termine. Questo approccio non solo facilita l'ingresso e il mantenimento dello stato di chetosi ma contribuisce anche a una nutrizione ottimale, essenziale per sostenere le funzioni corporee vitali. La scelta degli alimenti da preferire e quelli da evitare si rivela quindi un aspetto cruciale della pianificazione alimentare nella dieta chetogenica.

Gli alimenti da preferire in una dieta chetogenica sono quelli ricchi di grassi buoni e moderati in proteine, con un basso contenuto di carboidrati netti. Tra questi troviamo le verdure a foglia verde come spinaci e cavolo, ricche di fibre e nutrienti essenziali con un minimo apporto di carboidrati. Alimenti come l'avocado, ricco di grassi monoinsaturi, e i frutti di mare, che offrono grassi omega-3, sono altamente raccomandati per i loro benefici sulla salute cardiovascolare e generale. Anche le carni alimentate a erba e i latticini interi, fonti di proteine di alta qualità e grassi saturi, sono preferibili per il loro profilo nutrizionale superiore. I frutti a guscio e i semi, come mandorle e semi di chia, offrono un'eccellente combinazione di grassi, proteine e fibre.

Parallelamente, è importante identificare e limitare gli alimenti che possono ostacolare il progresso verso la chetosi o impattare negativamente sulla salute. Gli alimenti ricchi di carboidrati raffinati e zuccheri, come pane, pasta, dolci e bevande zuccherate, devono essere evitati, poiché causano rapidi picchi di glucosio nel sangue e possono interrompere lo stato di chetosi. Anche i cereali integrali, sebbene siano considerati salutari in altri contesti dietetici, sono limitati nella dieta chetogenica a causa del loro apporto di carboidrati. Legumi e frutta, sebbene ricchi di nutrienti, sono consumati con moderazione, selezionando varietà a basso contenuto di carboidrati come lamponi e mirtilli, che forniscono antiossidanti senza eccedere nei carboidrati.

La comprensione e l'applicazione di queste linee guida alimentari richiedono una consapevolezza e un'attenzione costanti alle etichette nutrizionali e alle porzioni degli alimenti consumati. La pianificazione dei pasti diventa uno strumento indispensabile per assicurare un apporto bilanciato di nutrienti, evitando carenze e promuovendo una salute ottimale. L'integrazione di una varietà di alimenti consentiti nella dieta chetogenica non solo garantisce la copertura delle esigenze nutrizionali ma arricchisce anche l'esperienza culinaria, rendendo il percorso chetogenico sia salutare che gratificante.

La capacità di selezionare gli alimenti appropriati e di gestire efficacemente l'assunzione di macronutrienti si collega strettamente alla necessità di mantenere un equilibrio elettrolitico ottimale. La transizione verso il prossimo punto di discussione, che tratta la gestione dell'equilibrio elettrolitico, sottolinea l'importanza di integrare la dieta con minerali essenziali per compensare le modifiche nella ritenzione idrica e negli elettroliti, spesso esperite all'inizio della dieta chetogenica. Questo approccio integrato assicura non solo il successo nella realizzazione degli obiettivi chetogenici ma anche il sostegno alla salute complessiva e al benessere.

RICETTE PER LA COLAZIONE (30 RICETTE)

Frittata Chetogenica con Verdure

Ingredienti:

- 6 uova grandi
- 100g di peperoni, tagliati a dadi
- 100g di spinaci freschi
- 100g di formaggio cheddar grattugiato
- 30ml di olio d'oliva extra vergine
- Sale e pepe nero, a gusto

Preparazione:

1. Riscaldate l'olio in una padella antiaderente su fuoco medio.
2. Aggiungete i peperoni e saltate fino a che non saranno morbidi.
3. Incorporate gli spinaci e cuocete fino a che non saranno appassiti.
4. Sbattete le uova in una ciotola, salate e pepate, poi versatele nella padella con i peperoni e gli spinaci.
5. Cospargete il formaggio cheddar grattugiato sopra le uova e coprite la padella.

6. Cuocete a fuoco lento fino a che l'uovo non si sarà rappreso e il formaggio fuso.
7. Servite calda, tagliata a spicchi.

Pancake Chetogenici ai Mirtilli

Ingredienti:

- 200g di farina di mandorle
- 2 uova grandi
- 100ml di latte di mandorla
- 50g di mirtilli freschi
- 1 cucchiaino di estratto di vaniglia
- 1 cucchiaino di lievito in polvere
- Eritritolo o stevia, a gusto
- Un pizzico di sale

Preparazione:

1. In una ciotola grande, mescolate la farina di mandorle, il lievito, l'edulcorante scelto e il sale.
2. Aggiungete le uova, il latte di mandorla e l'estratto di vaniglia, mescolando fino a ottenere un composto liscio.
3. Incorporate delicatamente i mirtilli.
4. Riscaldate una padella antiaderente e versatevi un mestolo di impasto per ogni pancake.

5. Cuocete fino a quando non si formano bolle sulla superficie, poi girate e cuocete l'altro lato.
6. Servite caldi.

Smoothie Verde Chetogenico

Ingredienti:

- 50g di spinaci freschi
- 1/2 avocado (circa 100g)
- 200ml di latte di cocco
- 10g di semi di chia
- Estratto di stevia, a gusto

Preparazione:

1. Mettete tutti gli ingredienti in un frullatore.
2. Frullate ad alta velocità fino a ottenere un composto liscio e omogeneo.
3. Servite immediatamente in un bicchiere alto.

Muffin all'Uovo e Spinaci

Ingredienti:

- 6 uova grandi
- 100g di spinaci freschi tritati
- 50g di formaggio cheddar grattugiato
- Sale e pepe, a gusto
- Olio per ungere

Preparazione:

1. Preriscaldate il forno a 180°C e ungete una teglia per muffin.
2. In una ciotola, sbattete le uova con sale e pepe.
3. Aggiungete spinaci e formaggio, mescolando bene.
4. Versate il composto negli stampi per muffin.
5. Cuocete in forno per 15-20 minuti o fino a doratura.
6. Lasciate raffreddare prima di servire.

Yogurt Greco con Semi di Chia

Ingredienti:

- 200g di yogurt greco intero
- 20g di semi di chia
- 50g di lamponi freschi

Preparazione:

1. In una ciotola, mescolate lo yogurt con i semi di chia.
2. Lasciate riposare per almeno 30 minuti (o tutta la notte in frigorifero) per permettere ai semi di chia di gonfiarsi.
3. Al momento di servire, guarnite con lamponi freschi.

Pancetta e Uova in Tazza

Ingredienti:

- 4 fette di pancetta

- 4 uova grandi
- Sale e pepe, a gusto
- Olio per ungere

Preparazione:

1. Pre-riscaldate il forno a 180°C e ungete 4 stampi da muffin.
2. Avvolgete una fetta di pancetta intorno al bordo di ogni stampo.
3. Rompete un uovo in ogni stampo, salate e pepate.
4. Cuocete in forno per 15-20 minuti o fino a che l'uovo non raggiunge la cottura desiderata.
5. Servite caldi direttamente dagli stampi.

Avocado Ripieno di Ricotta e Noci

Ingredienti:

- 1 avocado (circa 200g)
- 100g di ricotta
- 30g di noci tritate
- Un pizzico di sale

Preparazione:

1. Tagliate l'avocado a metà e rimuovete il nocciolo.
2. Riempite il centro di ogni metà con ricotta.
3. Cospargete con noci tritate e un pizzico di sale.

4. Servite immediatamente.

Idee ricche e sazianti

Le colazioni sazianti sono fondamentali nella dieta chetogenica per mantenere l'energia durante tutta la mattinata e per evitare spuntini non programmati che potrebbero interferire con lo stato di chetosi. Ecco sette ricette che combinano sapientemente grassi, proteine e fibre per offrire un inizio di giornata nutriente e gratificante.

1. Casseruola di Colazione Chetogenica

Ingredienti:

- 6 uova (circa 360g)
- 200g di salsiccia chetogenica, cotta e sbriciolata
- 150g di formaggio cheddar grattugiato
- 100g di spinaci freschi
- 200ml di panna da cucina
- Sale e pepe, a gusto

Preparazione:

1. Preriscaldate il forno a 180°C.
2. In una ciotola grande, sbattete le uova con la panna, sale e pepe.
3. Aggiungete la salsiccia cotta, gli spinaci e metà del formaggio cheddar. Mescolate bene.
4. Versate il composto in una teglia da forno unta e cospargete con il formaggio rimanente.

5. Cuocete in forno per 25-30 minuti fino a doratura.
6. Servite caldo, tagliato a quadri.

2. Omelette Chetogenica ai Funghi e Avocado

Ingredienti:

- 3 uova (circa 180g)
- 100g di funghi affettati
- 1/2 avocado (circa 100g), tagliato a fette
- 50g di formaggio feta sbriciolato
- 15ml di olio d'oliva extra vergine
- Sale e pepe, a gusto

Preparazione:

1. In una padella, scaldate l'olio e saltate i funghi fino a che non sono dorati.
2. Sbattete le uova in una ciotola, aggiungete sale e pepe.
3. Versate le uova sui funghi nella padella, cuocete a fuoco medio-basso.
4. Quando l'omelette inizia a rapprendersi, aggiungete l'avocado e il feta su una metà.
5. Ripiegate l'omelette su se stessa e servite calda.

3. Mini Quiche Senza Crosta con Spinaci e Prosciutto

Ingredienti:

- 6 uova (circa 360g)

- 100g di prosciutto cotto, tritato
- 100g di spinaci freschi, tritati
- 100g di formaggio cheddar grattugiato
- 100ml di panna da cucina
- Sale e pepe, a gusto

Preparazione:

1. Preriscaldate il forno a 180°C e ungete una teglia per muffin.
2. In una ciotola, mescolate le uova, la panna, sale e pepe.
3. Aggiungete prosciutto, spinaci e formaggio, mescolando bene.
4. Versate il composto negli stampi per muffin.
5. Cuocete in forno per 20-25 minuti o fino a che le quiche sono dorate e gonfie.
6. Servite calde o a temperatura ambiente.

4. Porridge Chetogenico di Semi di Chia

Ingredienti:

- 40g di semi di chia
- 200ml di latte di cocco
- 10g di eritritolo o altro dolcificante chetogenico
- 1/2 cucchiaino di estratto di vaniglia
- 30g di lamponi freschi per guarnire

Preparazione:

1. In una ciotola, mescolate i semi di chia con il latte di cocco, l'eritritolo e la vaniglia.
2. Lasciate riposare per almeno 2 ore o tutta la notte in frigorifero, fino a che il composto non si è addensato.
3. Servite freddo, guarnito con lamponi freschi.

5. Pancetta Avvolta con Asparagi

Ingredienti:

- 12 asparagi freschi (circa 300g)
- 12 fette di pancetta (circa 240g)
- Olio d'oliva per ungere

Preparazione:

1. Pre-riscaldate il forno a 200°C e ungete leggermente una teglia da forno.
2. Avvolgete ciascun asparago con una fetta di pancetta.
3. Disponete gli asparagi avvolti in pancetta sulla teglia.
4. Cuocete in forno per 15-20 minuti o fino a che la pancetta è croccante.
5. Servite caldi come parte di una colazione nutriente.

6. Crepes Chetogeniche Ripiene

Ingredienti:

- Per le crepes: 100g di farina di mandorle, 3 uova, 200ml di latte di mandorla, un pizzico di sale.

- Ripieno: 100g di spinaci freschi, 100g di ricotta, sale e pepe.

Preparazione:

1. Per le crepes, mescolate farina di mandorle, uova, latte di mandorla e sale fino a ottenere un impasto liscio.
2. Cuocete sottili strati dell'impasto in una padella antiaderente fino a doratura.
3. Per il ripieno, saltate brevemente gli spinaci in padella, poi mescolate con la ricotta, sale e pepe.
4. Farcite ogni crepe con il mix di spinaci e ricotta, poi piegate a metà.
5. Servite calde.

7. Avocado al Forno con Uovo

Ingredienti:

- 2 avocado (circa 400g)
- 4 uova piccole
- Sale e pepe, a gusto
- Paprika, per guarnire

Preparazione:

1. Preriscaldate il forno a 220°C.
2. Tagliate gli avocado a metà e rimuovete il nocciolo, scavando leggermente la polpa per fare spazio all'uovo.
3. Rompete un uovo in ciascuna metà di avocado, salate e pepate.

4. Cuocete in forno per 15-20 minuti o fino a che l'uovo raggiunge la cottura desiderata.
5. Guarnite con paprika e servite caldi.

Queste ricette rappresentano un equilibrio tra nutrimento e piacere, offrendo opzioni sazianti che si adattano perfettamente alla dieta chetogenica. Ciascuna preparazione è stata pensata per iniziare la giornata con energia, sostenendo lo stato di chetosi e promuovendo il benessere generale.

Alternative dolci per una colazione chetogenica

Iniziare la giornata con un tocco di dolcezza può essere una vera gioia, e seguire una dieta chetogenica non significa rinunciare a questo piacere. Questa sezione è dedicata a coloro che cercano di abbinare il gusto dolce con i principi chetogenici, offrendo ricette golose ma conformi ai requisiti di basso contenuto di carboidrati. Ecco sette deliziose ricette dolci chetogeniche per arricchire la tua colazione.

1. Muffin al Cioccolato e Nocciole Chetogenici

Ingredienti:

- 150g di farina di mandorle
- 30g di cacao in polvere non zuccherato
- 100g di eritritolo o altro dolcificante chetogenico
- 1 cucchiaino di lievito in polvere
- 3 uova grandi
- 100ml di latte di mandorla
- 50g di nocciole tritate

- 60ml di olio di cocco fuso

Preparazione:

1. Preriscaldate il forno a 180°C e preparate una teglia per muffin con i pirottini.
2. In una ciotola, mescolate la farina di mandorle, il cacao, l'eritritolo e il lievito.
3. Aggiungete le uova, il latte di mandorla e l'olio di cocco, mescolando fino ad ottenere un impasto omogeneo.
4. Incorporate le nocciole tritate.
5. Riempite i pirottini con l'impasto e cuocete per 20-25 minuti.
6. Lasciate raffreddare prima di servire.

2. Pancake alla Ricotta e Limone Chetogenici

Ingredienti:

- 200g di ricotta
- 4 uova, separate
- 50g di eritritolo
- Scorza di 1 limone
- 50g di farina di cocco
- Olio di cocco per la cottura

Preparazione:

1. In una ciotola, mescolate la ricotta, i tuorli d'uovo, l'eritritolo, e la scorza di limone.

2. Aggiungete la farina di cocco, mescolando fino a incorporarla.
3. In un'altra ciotola, montate gli albumi a neve e incorporateli delicatamente all'impasto.
4. Scaldate un po' d'olio di cocco in una padella e cuocete i pancake a fuoco medio, dorandoli su entrambi i lati.
5. Servite caldi.

3. Chia Pudding alla Vaniglia e Cocco

Ingredienti:

- 40g di semi di chia
- 250ml di latte di cocco
- 20g di eritritolo
- 1 cucchiaino di estratto di vaniglia

Preparazione:

1. In una ciotola, mescolate tutti gli ingredienti.
2. Coprite e lasciate riposare in frigorifero per almeno 4 ore, o tutta la notte.
3. Mescolate prima di servire, aggiungendo eventualmente un po' più di latte di cocco per raggiungere la consistenza desiderata.

4. Crepes Chetogeniche al Cioccolato

Ingredienti:

- 100g di farina di mandorle

- 2 uova grandi
- 100ml di latte di mandorla
- 20g di cacao in polvere non zuccherato
- 30g di eritritolo
- Burro per la cottura

Preparazione:

1. In una ciotola, mescolate la farina di mandorle, il cacao, e l'eritritolo.
2. Aggiungete le uova e il latte di mandorla, battendo fino ad ottenere un composto liscio.
3. Scaldate una padella con un po' di burro e versatevi un mestolo di impasto, cuocendo le crepes su entrambi i lati.
4. Servite calde, magari con una spalmata di burro di noci per aggiungere ulteriore ricchezza.

5. Budino di Semi di Chia al Caffè

Ingredienti:

- 40g di semi di chia
- 200ml di caffè freddo forte
- 100ml di panna montata chetogenica
- 20g di eritritolo
- Cacao in polvere per guarnire

Preparazione:

1. In una ciotola, unire i semi di chia e il caffè freddo.
2. Dolcificare con eritritolo e mescolare bene.
3. Lasciare riposare in frigorifero per almeno 4 ore.
4. Servire con un cucchiaio di panna montata e una spolverata di cacao in polvere.

6. Waffle Chetogenici alla Cannella

Ingredienti:

- 150g di farina di mandorle
- 2 uova
- 50ml di latte di mandorla
- 30g di eritritolo
- 1 cucchiaino di cannella in polvere
- 1 cucchiaino di lievito in polvere
- Burro per la cottura

Preparazione:

1. Mescolate la farina di mandorle, eritritolo, cannella e lievito.
2. Aggiungete le uova e il latte, mescolando fino ad ottenere un impasto liscio.
3. Scaldate il waffle maker e ungere con un po' di burro.
4. Cuocete secondo le istruzioni del vostro apparecchio.
5. Servite caldi, magari con burro di cocco o panna montata chetogenica.

7. Barrette Energetiche Chetogeniche al Burro di Arachidi

Ingredienti:

- 200g di burro di arachidi naturale, senza zuccheri aggiunti
- 100g di farina di cocco
- 50g di eritritolo
- 30ml di olio di cocco fuso
- 50g di cioccolato fondente chetogenico, tritato

Preparazione:

1. In una ciotola, mescolate il burro di arachidi, la farina di cocco, l'eritritolo e l'olio di cocco fino a ottenere un composto omogeneo.
2. Pressate il composto in una teglia rivestita di carta forno.
3. Cospargete con il cioccolato tritato e pressate leggermente.
4. Lasciate raffreddare in frigorifero fino a indurimento, poi tagliate in barrette.
5. Conservate in frigorifero e servite freddo come colazione o snack dolce.

Queste ricette dolci offrono un modo delizioso e conforme alla dieta chetogenica per iniziare la giornata, soddisfacendo la voglia di dolce senza compromettere gli obiettivi nutrizionali.

Consigli per la preparazione e il risparmio di tempo

La dieta chetogenica può essere tanto gratificante quanto impegnativa, soprattutto per chi ha uno stile di vita frenetico. Tuttavia, con un po' di pianificazione e alcune ricette intelligenti, è possibile godersi colazioni deliziose e conformi alla dieta chetogenica senza sacrificare troppo tempo al mattino. Questa sezione è dedicata a ricette che possono essere preparate in anticipo, ideali per chi cerca soluzioni pratiche ma non vuole rinunciare alla varietà e al gusto.

1. Burrito Chetogenico da Congelare

Ingredienti:

- 8 uova (circa 480g)
- 4 tortillas chetogeniche (circa 200g)
- 200g di chorizo, cotto e sbriciolato
- 100g di formaggio cheddar grattugiato
- 100g di peperoni, tagliati a dadi
- Olio per cucinare

Preparazione:

1. Sbattete le uova e cuocetele strapazzate in una padella con un po' d'olio.
2. Disponete le tortillas e distribuitevi sopra le uova, il chorizo, il formaggio e i peperoni.
3. Arrotolate stretto e avvolgete ogni burrito in carta alluminio.

4. Congelate. Quando siete pronti per mangiarli, rimuovete la carta alluminio e riscaldate in forno o microonde.

2. Muffin Chetogenici ai Mirtilli

Ingredienti:

- 150g di farina di mandorle
- 3 uova
- 50ml di latte di mandorla
- 50g di eritritolo
- 1 cucchiaino di lievito in polvere
- 100g di mirtilli

Preparazione:

1. Mescolate la farina di mandorle, le uova, il latte di mandorla, l'eritritolo e il lievito fino a ottenere un composto omogeneo.
2. Delicatamente, incorporate i mirtilli.
3. Versate l'impasto in stampi da muffin e cuocete a 180°C per 20-25 minuti.
4. Lasciate raffreddare e conservate in frigorifero.

3. Casseruola di Colazione Chetogenica

Ingredienti:

- 6 uova (circa 360g)
- 200g di salsiccia chetogenica, cotta e sbriciolata

- 150g di formaggio cheddar grattugiato
- 100g di spinaci freschi
- 200ml di panna da cucina
- Sale e pepe, a gusto

Preparazione: Segui la ricetta già fornita nella sezione [4.2].

4. Barrette Energetiche Chetogeniche

Ingredienti:

- 100g di burro di mandorle
- 50g di semi di chia
- 50g di cocco grattugiato
- 30g di eritritolo
- 50g di cioccolato fondente chetogenico, fuso

Preparazione:

1. Mescolate burro di mandorle, semi di chia, cocco grattugiato e eritritolo.
2. Pressate il composto in una teglia rivestita di carta forno.
3. Versate sopra il cioccolato fuso.
4. Lasciate raffreddare in frigorifero, poi tagliate in barrette.

5. Pudding di Chia al Caffè per la Settimana

Ingredienti:

- 40g di semi di chia
- 200ml di caffè freddo forte
- 200ml di latte di cocco
- 20g di eritritolo
- Cacao in polvere per guarnire

Preparazione: Segui la ricetta già fornita nella sezione [4.3].

6. Crepes Chetogeniche Ripiene

Ingredienti:

- Per le crepes: 100g di farina di mandorle, 3 uova, 200ml di latte di mandorla, un pizzico di sale.
- Ripieno: 100g di spinaci freschi, 100g di ricotta, sale e pepe.

Preparazione: Segui la ricetta già fornita nella sezione [4.3].

7. Pancake Chetogenici alla Vaniglia

Ingredienti:

- 150g di farina di mandorle
- 3 uova
- 100ml di latte di mandorla
- 30g di eritritolo
- 1 cucchiaino di estratto di vaniglia
- 1 cucchiaino di lievito in polvere
- Burro per la cottura

Preparazione:

1. Mescolate la farina di mandorle, eritritolo, vaniglia, lievito, uova e latte fino a ottenere un impasto liscio.
2. Scaldate una padella con un po' di burro e cuocete i pancake su entrambi i lati fino a doratura.
3. Servite caldi.

Queste ricette offrono soluzioni pratiche e gustose per chi segue una dieta chetogenica, massimizzando il tempo senza sacrificare la qualità o il gusto dei pasti. Con un po' di preparazione durante il weekend, è possibile godersi colazioni deliziose e nutrienti ogni giorno della settimana.

RICETTE PER IL PRANZO (30 RICETTE)

Nel capitolo dedicato alle ricette chetogeniche per il pranzo, scopriremo una gamma di piatti deliziosi e nutrienti, perfettamente allineati con i principi della dieta chetogenica. Dall'insalata mediterranea arricchita di pollo alla freschezza di un avocado ripieno di tonno, queste ricette sono pensate per offrire sia la praticità che il piacere culinario, ideali per chi cerca opzioni salutari senza sacrificare il gusto. Esploreremo anche opzioni innovative come il ceviche di gamberi, la casseruola di colazione trasformata in pranzo, e snack pratici come barrette energetiche chetogeniche, dimostrando la versatilità e la ricchezza di un regime chetogenico. Questo capitolo promette di trasformare i tuoi pranzi da routine a momenti di pura delizia, con ricette che soddisfano il palato e supportano il tuo stile di vita chetogenico.

Insalata Mediterranea con Pollo

Ingredienti:

- 150g di petto di pollo grigliato, tagliato a strisce
- 100g di lattuga romana, tritata
- 50g di pomodori ciliegia, tagliati a metà
- 40g di olive nere, denocciolate
- 30g di feta, sbriciolata
- 20ml di olio d'oliva extra vergine

- 10ml di aceto balsamico
- Sale e pepe nero, a gusto

Preparazione:

1. In una grande ciotola, combinare lattuga, pomodori ciliegia, olive nere e feta.
2. Aggiungere il pollo grigliato alla ciotola.
3. Condire con olio d'oliva, aceto balsamico, sale e pepe.
4. Mescolare delicatamente e servire immediatamente.

Avocado Ripieno di Tonno

Ingredienti:

- 2 avocado maturi (circa 400g totali)
- 100g di tonno in scatola al naturale, sgocciolato
- 20g di maionese chetogenica
- 10g di cipolla rossa, tritata finemente
- Sale e pepe, a gusto

Preparazione:

1. Tagliare gli avocado a metà e rimuovere i noccioli.
2. In una ciotola, mescolare il tonno, la maionese e la cipolla rossa. Condire con sale e pepe.
3. Riempire le cavità degli avocado con la miscela di tonno.
4. Servire freddo, decorato a piacere con erba cipollina tritata.

Insalata di Polpo Chetogenica

Ingredienti:

- 200g di polpo già cotto, tagliato a pezzi
- 100g di rucola
- 50g di peperoni arrostiti, tagliati a strisce
- 30ml di olio d'oliva extra vergine
- 15ml di succo di limone
- Sale marino e pepe nero, a gusto

Preparazione:

1. Disporre la rucola come base su un piatto da portata.
2. Distribuire uniformemente i pezzi di polpo e i peperoni arrostiti sopra la rucola.
3. In una ciotola piccola, emulsionare olio d'oliva e succo di limone. Condire con sale e pepe.
4. Versare il condimento sull'insalata e servire immediatamente.

Ceviche di Gamberi Chetogenico

Ingredienti:

- 200g di gamberi crudi, sgusciati e svenati
- 100ml di succo di lime fresco
- 50g di pomodori ciliegia, tagliati a metà
- 30g di cipolla rossa, affettata sottilmente

- 20g di Coriandolo fresco, Tritato
- Peperoncino rosso, un gusto
- Saldi, un gusto

Preparazione:

1. In una ciotola, marinare i gamberi nel succo di lime per circa 15-20 minuti in frigorifero, fino a che non diventano opachi.
2. Aggiungere pomodori, cipolla rossa, coriandolo e peperoncino. Condire con sale.
3. Mescolare bene e lasciare marinare per altri 10 minuti.
4. Servire freddo, accompagnato da fette di avocado.

Roll di Lattuga con Pollo e Avocado

Ingredienti:

- 200g di petto di pollo grigliato, tagliato a strisce
- 1 avocado (circa 200g), tagliato a fette
- 8 foglie di lattuga grandi
- 40g di maionese chetogenica
- 20g di salsa sriracha (opzionale, controllare i carboidrati)
- Sale e pepe, a gusto

Preparazione:

1. Su ogni foglia di lattuga, spalmare una piccola quantità di maionese.

2. Aggiungere strisce di pollo e fette di avocado su ogni foglia.
3. Condire con sale, pepe e un tocco di salsa sriracha, se desiderato.
4. Arrotolare le foglie di lattuga intorno al ripieno e servire.

Insalata Caprese Chetogenica

Ingredienti:

- 2 pomodori grandi (circa 200g), tagliati a fette
- 200g di mozzarella di bufala, tagliata a fette
- 20g di basilico fresco
- 30ml di olio d'oliva extra vergine
- Sale e pepe nero, a gusto

Preparazione:

1. Alternare strati di pomodoro e mozzarella su un piatto da portata.
2. Guarnire con foglie di basilico.
3. Condire con olio d'oliva, sale e pepe.
4. Servire immediatamente.

Insalata Greca Chetogenica

Ingredienti:

- 1 cetriolo (circa 200g), tagliato a cubetti
- 2 pomodori medi (circa 200g), tagliati a cubetti

- 100g di feta, tagliata a cubetti
- 50g di olive nere, denocciolate
- 30ml di olio d'oliva extra vergine
- 15ml di aceto di vino rosso
- Sale e pepe nero, a gusto
- Origano secco, un gusto

Preparazione:

1. In una grande ciotola, combinare cetriolo, pomodori, feta e olive.
2. Condire con olio d'oliva, aceto di vino rosso, sale, pepe e origano.
3. Mescolare delicatamente e servire fresco.

Queste ricette rappresentano soluzioni pratiche e gustose per pranzi chetogenici, offrendo una varietà di sapori e texture per mantenere il pranzo interessante e nutriente. Preparare questi piatti in anticipo può aiutare a semplificare la pianificazione dei pasti e garantire che si abbia sempre a disposizione un'opzione sana e conforme alla dieta chetogenica.

Pranzi Veloci e Facili da Portare al Lavoro

In un mondo ideale, ogni pasto sarebbe un'occasione per rallentare e godersi una cucina elaborata. Tuttavia, la realtà dei ritmi lavorativi spesso richiede soluzioni rapide, pratiche ma nutrizionalmente valide. La dieta chetogenica, con il suo focus su grassi sani, proteine e un minimo di carboidrati, offre opzioni sorprendentemente versatili e deliziose per il pranzo. Ecco alcune idee che uniscono praticità e gusto, perfette per essere gustate anche lontano dalla comodità di casa.

Insalata di Pollo Chetogenica

- 200g di petto di pollo arrosto, tagliato a cubetti
- 50g di avocado, tagliato a cubetti
- 30g di bacon croccante, sbriciolato
- 20g di formaggio cheddar, tagliato a cubetti
- Mix di verdure verdi (lattuga, rucola) per un totale di 100g
- Dressing: miscelare 20ml di olio d'oliva con 10ml di aceto di mele, sale e pepe a gusto

Procedimento: Combinare tutti gli ingredienti in un contenitore ermetico. Versare il dressing al momento di consumare per mantenere la freschezza.

Roll-up di Tacchino e Formaggio

- 8 fette di petto di tacchino affumicato (circa 200g)
- 100g di formaggio spalmabile chetogenico
- 50g di foglie di spinaci freschi
- Peperoni arrostiti, circa 50g, tagliati a strisce

Procedimento: Spalmare una sottile strato di formaggio sulle fette di tacchino, aggiungere spinaci e peperoni, e arrotolare. Conservare in un contenitore ermetico.

Zoodles al Pesto di Avocado

- 200g di zucchine, tagliate a spirale per formare gli zoodles
- Per il pesto: frullare 1 avocado maturo, 20g di pinoli, 10ml di olio d'oliva, succo di 1/2 limone, sale e pepe fino alla consistenza desiderata

Procedimento: Unire gli zoodles con il pesto in un contenitore ermetico. Può essere gustato freddo o leggermente riscaldato.

Insalata Greca Chetogenica

- 150g di cetriolo, tagliato a cubetti
- 100g di pomodorini ciliegia, tagliati a metà
- 80g di formaggio feta, sbriciolato
- 50g di olive nere
- Dressing: 30ml di olio d'oliva extra vergine e succo di 1/2 limone, sale e origano a gusto

Procedimento: Combinare delicatamente tutti gli ingredienti. Conservare in un contenitore ermetico fino al momento di consumare.

Salmone Freddo con Insalata di Avocado

- 200g di salmone al forno o affumicato, freddo
- 1 avocado grande (circa 200g), tagliato a cubetti
- 50g di foglie di spinaci
- Dressing: emulsionare 20ml di olio d'oliva con 10ml di succo di limone, aggiungere sale e pepe a gusto

Procedimento: Disporre il salmone sopra un letto di spinaci e avocado. Condire al momento di servire.

Tazze di Lattuga con Pollo Asiatico

- 200g di petto di pollo tritato, cotto in padella con salsa soia chetogenica (controllare i carboidrati), aglio, e ginger
- 8 foglie di lattuga romana come contenitori
- 50g di carote grattugiate (opzionale, per chi tollera più carboidrati)
- 20g di arachidi tritate per guarnire

Procedimento: Riempire ogni foglia di lattuga con il mix di pollo, guarnire con carote e arachidi.

Insalata di Cavolo e Carote Chetogenica

- 150g di cavolo, affettato sottilmente
- 50g di carote, grattugiate (opzionale)
- Dressing: mescolare 30ml di maionese chetogenica con 10ml di aceto di mele, sale e pepe

Procedimento:

Mescolare cavolo e carote con il dressing. Conservare in frigo fino al consumo.

Queste ricette sono state ideate per offrire una soluzione pratica e salutare per i pranzi lavorativi, senza rinunciare al piacere di un pasto gustoso e in linea con i principi della dieta chetogenica. Preparare queste pietanze in anticipo significa avere sempre a disposizione opzioni convenienti e nutrienti, pronte per essere godute anche nella pausa più breve.

Nell'ambito di una dieta chetogenica, il pranzo rappresenta una sfida per molti, soprattutto per chi lavora o ha poco tempo per cucinare. Ecco perché la proposta di piatti unici e sazianti diventa cruciale per energizzare il pomeriggio senza compromettere lo stato di chetosi. Queste ricette sono pensate per essere sia pratiche che gustose, ideali per chi cerca varietà senza rinunciare alla qualità nutrizionale.

1. Insalata Mediterranea Keto

- 150g di foglie di spinaci freschi
- 100g di pollo grigliato, tagliato a strisce
- 50g di olive nere snocciolate
- 100g di pomodorini, tagliati a metà
- 30g di formaggio feta, sbriciolato
- Olio d'oliva extra vergine, aceto balsamico, sale, e pepe per condire

Procedimento

Mescolate spinaci, pollo, olive, e pomodorini in una grande ciotola. Condite con olio d'oliva, aceto balsamico, sale, e pepe. Guarnite con il formaggio feta sbriciolato prima di servire.

2. Zuppa di Broccoli e Cheddar

- 200g di broccoli, tagliati a piccoli pezzi
- 100g di cheddar grattugiato
- 500ml di brodo di pollo
- 1 spicchio d'aglio, tritato
- 30ml di panna da cucina
- Sale e pepe per insaporire

In una pentola, cuocete l'aglio tritato fino a doratura, aggiungete i broccoli e il brodo di pollo. Lasciate cuocere fino a quando i broccoli non saranno teneri. Riducete a purea con un frullatore a immersione, aggiungete la panna e il cheddar, e riscaldate fino a che il formaggio non si sarà fuso. Condite con sale e pepe a piacere.

3. Avocado Ripieno di Tonno

- 1 avocado grande, tagliato a metà e denocciolato
- 100g di tonno al naturale, sgocciolato
- 20g di cipolla rossa, finemente tritata
- 10g di capperi
- Succo di mezzo limone
- Sale e pepe per insaporire

Procedimento

Mescolate il tonno, la cipolla rossa tritata, i capperi, e il succo di limone. Condite con sale e pepe. Riempite le cavità degli avocado con la miscela di tonno e servite.

4. Omelette al Forno con Spinaci e Feta

- 4 uova
- 100g di spinaci freschi
- 50g di formaggio feta, sbriciolato
- Sale e pepe per insaporire
- 10ml di olio d'oliva per ungere la teglia

Procedimento

Sbattete le uova con sale e pepe. Aggiungete spinaci e feta. Versate il composto in una teglia unta e cuocete in forno a 180°C per 15-20 minuti o fino a quando l'omelette è ben rappresa.

5. Insalata di Cavolo e Pollo Asiatica

- 200g di cavolo rosso, tagliato finemente
- 100g di petto di pollo arrosto, tagliato a strisce
- 30g di mandorle a lamelle, tostate
- Per il condimento: 20ml di olio di sesamo, 10ml di salsa di soia, 5ml di aceto di riso, 1 cucchiaino di miele, 1 cucchiaino di senape, sale, e pepe

Procedimento

Mescolate cavolo, pollo, e mandorle in una ciotola. Preparate il dressing emulsionando tutti gli ingredienti e condite l'insalata prima di servire.

6. Mini Quiche Lorraine Keto

- 4 uova
- 100g di pancetta affumicata, tagliata a cubetti e pre-cotta
- 50g di formaggio gruyère grattugiato
- 200ml di panna da cucina
- Sale e pepe per insaporire

Procedimento

Sbattete le uova con la panna, sale, e pepe. Aggiungete la pancetta e il formaggio. Versate il composto in stampini da muffin e cuocete in forno a 180°C per 20-25 minuti.

7. Spaghetti di Zucchine al Pesto

- 2 zucchine grandi, tagliate a spaghetti con uno spiralizzatore
- 50g di pesto alla genovese
- 30g di pinoli tostati
- Parmigiano reggiano grattugiato per servire

Procedimento

Saltate brevemente gli spaghetti di zucchine in padella con un filo d'olio. Mescolate con il pesto e servite con pinoli tostati e parmigiano reggiano.

8. Curry di Pollo Keto

- 200g di petto di pollo, tagliato a cubetti
- 100ml di latte di cocco
- 1 cucchiaio di pasta di curry
- 50g di spinaci freschi
- Sale e pepe per insaporire

Procedimento

In una padella, cuocete il pollo con la pasta di curry fino a doratura. Aggiungete il latte di cocco e lasciate sobbollire per

10 minuti. Aggiungete gli spinaci e cuocete fino a che non saranno appassiti. Condite con sale e pepe.

Queste ricette offrono un'ampia varietà di sapori e nutrienti, adatte a chi segue una dieta chetogenica e cerca soluzioni pratiche e gustose per il pranzo. Ricordate, la chiave del successo con la dieta chetogenica sta nell'essere preparati e creativi con i pasti, mantenendo l'equilibrio nutrizionale e il piacere della tavola.

Varietà e creatività nei pranzi chetogenici non sono solo desiderabili ma necessarie per mantenere l'interesse e l'entusiasmo per questa dieta a lungo termine. La chiave sta nell'esplorare una gamma di sapori e texture che soddisfano il palato senza compromettere gli obiettivi nutrizionali. Qui di seguito, vi propongo otto ricette chetogeniche per pranzi vari ed entusiasmanti, ognuna con il suo carattere unico, dalla preparazione alla presentazione, tenendo conto dei valori nutrizionali in grammi.

Varietà e creatività nei pranzi chetogenici

1. Bowl di Pollo e Avocado

- 150g di petto di pollo grigliato, tagliato a cubetti
- 1 avocado (200g), tagliato a cubetti
- 50g di lattuga romana, tagliuzzata
- 30g di formaggio cheddar, grattugiato
- 2 cucchiai di salsa Ranch chetogenica (30ml)
- Sale e pepe nero q.b.

Grigliate il pollo condito con sale e pepe, poi lasciatelo raffreddare e tagliatelo a cubetti. In una ciotola, disponete la lattuga come base, aggiungete il pollo, l'avocado, e il cheddar. Condite con la salsa Ranch prima di servire.

2. Salmone al Forno con Pesto di Rucola

- 2 filetti di salmone (circa 150g ciascuno)
- 50g di rucola
- 20g di parmigiano reggiano
- 30g di noci
- 60ml di olio d'oliva
- Sale e pepe q.b.

Per il pesto, frullate la rucola, il parmigiano, le noci, e l'olio d'oliva fino a ottenere una salsa omogenea. Condite i filetti di salmone con sale e pepe, spalmate una generosa quantità di pesto su ciascun filetto e cuocete in forno a 200°C per 12-15 minuti.

3. Zuppa Fredda di Cetriolo e Avocado

- 300g di cetrioli, pelati e tritati
- 1 avocado maturo (200g), pelato e denocciolato
- 1 spicchio d'aglio
- 20ml di succo di lime
- 200ml di brodo vegetale freddo
- Sale e pepe bianco q.b.

Frullate i cetrioli, l'avocado, l'aglio, il succo di lime, e il brodo fino a ottenere un composto omogeneo. Condite con sale e pepe, poi lasciate raffreddare in frigorifero per almeno 1 ora prima di servire.

4. Insalata di Polpo con Sedano e Olive

- 200g di polpo già cotto, tagliato a pezzi
- 100g di sedano, affettato sottilmente
- 50g di olive nere, denocciolate
- 30ml di olio extravergine d'oliva
- Succo di mezzo limone
- Sale e pepe q.b.

Mescolate il polpo, il sedano, e le olive in una ciotola. Condite con olio, succo di limone, sale, e pepe. Lasciate insaporire in frigorifero per 30 minuti prima di servire.

5. Hamburger di Tacchino e Avocado

- 400g di tacchino macinato
- 1 avocado maturo (200g), schiacciato
- 1 cucchiaino di paprika affumicata
- Sale e pepe q.b.
- Per servire: foglie di lattuga come "panino"

Mescolate il tacchino macinato con l'avocado schiacciato, la paprika, il sale, e il pepe. Formate 4 hamburger e cuoceteli su una griglia ben calda per circa 5 minuti per lato. Serviteli tra due foglie di lattuga.

6. Involtini di Prosciutto e Melone

- 8 fette di prosciutto crudo sottile (160g)
- 1 melone cantalupo (circa 300g di polpa tagliata a bastoncini)

Avvolgete ciascun bastoncino di melone con una fetta di prosciutto crudo. Servite immediatamente come antipasto fresco e dolce-salato.

7. Frittata di Asparagi e Caprino

- 6 uova
- 100g di asparagi, tagliati a pezzi e blanché
- 50g di formaggio caprino, sbriciolato
- Sale e pepe q.b.
- Un filo d'olio per la padella

Sbattete le uova con sale e pepe. Aggiungete asparagi e caprino. Cuocete in una padella antiaderente con un filo d'olio, coprite e lasciate cuocere a fuoco medio-basso fino a che la frittata non è ben rappresa.

8. Insalata Greca Keto

- 200g di pomodori ciliegia, tagliati a metà
- 100g di cetrioli, tagliati a rondelle
- 80g di formaggio feta, sbriciolato
- 50g di olive nere, denocciolate
- Olio d'oliva extra vergine, origano secco, sale, e pepe per condire

In una ciotola grande, combinare pomodori, cetrioli, feta, e olive. Condite con olio d'oliva, origano, sale, e pepe. Mescolate delicatamente e servite freddo.

Queste ricette incarnano la filosofia della dieta chetogenica, offrendo piatti ricchi di grassi salutari, moderati in proteine, e bassi in carboidrati, senza sacrificare il gusto o la soddisfazione.

RICETTE CHETOGENICHE PER LA CENA (30 RICETTE)

La cena rappresenta un momento cruciale nella dieta chetogenica, offrendo l'opportunità di concludere la giornata con un pasto soddisfacente e nutriente che si allinea agli obiettivi di salute e benessere. Le cene chetogeniche si concentrano su piatti principali ricchi di grassi buoni e proteine di qualità, con contorni a basso contenuto di carboidrati, per mantenere il corpo in stato di chetosi. La varietà e l'equilibrio sono essenziali per evitare la monotonia alimentare e garantire un apporto completo di nutrienti.

Ricetta 1: Salmone al Forno con Pesto di Avocado

Ingredienti:

- Salmone: 4 filetti (circa 200 g ciascuno)
- Avocado: 1 grande (circa 200 g)
- Aglio: 2 spicchi
- Pinoli: 30 g
- Olio extravergine di oliva: 50 ml
- Succo di limone: 30 ml
- Sale e pepe: q.b.

Procedimento:

1. Preriscalda il forno a 180°C.
2. Nel frullatore, combina l'avocado, l'aglio, i pinoli, l'olio di oliva, il succo di limone, sale e pepe fino ad ottenere un pesto cremoso.
3. Disponi i filetti di salmone su una teglia rivestita di carta forno, salali leggermente e spalmali con il pesto di avocado.
4. Cuoci in forno per 15-20 minuti, fino a quando il salmone diventa opaco e si sfalda facilmente con una forchetta.

Ricetta 2: Pollo alla Paprika con Crema di Cavolfiore

Ingredienti:

- Petto di pollo: 4 pezzi (circa 150 g ciascuno)
- Paprika affumicata: 10 g
- Cavolfiore: 500 g
- Panna da cucina a basso contenuto di carboidrati: 100 ml
- Burro: 30 g
- Sale e pepe: q.b.

Procedimento:

1. Condire i petti di pollo con sale, pepe e paprika.

2. In una padella, cuocere il pollo con un filo di olio fino a doratura uniforme e cottura interna.
3. Lessare il cavolfiore fino a renderlo morbido, quindi frullarlo con la panna, il burro, sale e pepe fino a ottenere una crema liscia.
4. Servire il pollo affettato sopra un letto di crema di cavolfiore.

Ricetta 3: Bistecca ai Ferri con Insalata di Rucola e Parmigiano

Ingredienti:

- Bistecca di manzo: 2 pezzi (circa 250 g ciascuno)
- Rucola: 100 g
- Scaglie di parmigiano: 50 g
- Olio extravergine di oliva: 30 ml
- Aceto balsamico: 15 ml
- Sale e pepe: q.b.

Procedimento:

1. Preparare la griglia o una padella per cuocere le bistecca a fuoco medio-alto.
2. Condire la carne con sale e pepe, quindi cuocerla per 3-5 minuti per lato, a seconda delle preferenze di cottura.
3. Mescolare la rucola con l'olio, l'aceto balsamico, sale e pepe. Aggiungere le scaglie di parmigiano.
4. Servire la bistecca affettata con l'insalata di rucola e parmigiano al lato.

Ricetta 4: Involtini di Zucchine con Ripieno di Ricotta e Spinaci

Ingredienti:

- Zucchine: 4 grandi (circa 600 g)
- Ricotta: 250 g
- Spinaci freschi: 150 g
- Noce moscata: 5 g
- Olio extravergine di oliva: 20 ml
- Sale e pepe: q.b.

Procedimento:

1. Tagliare le zucchine a fettine lunghe e sottili, utilizzando un pelapatate o una mandolina.
2. In una ciotola, mescolare la ricotta con gli spinaci precedentemente saltati e tritati, noce moscata, sale e pepe.
3. Disporre un cucchiaio di ripieno su ogni fetta di zucchina, arrotolarla su se stessa creando un involtino.
4. Disporre gli involtini in una teglia, condire con un filo d'olio e cuocere in forno a 180°C per 20 minuti.

Ricetta 5: Spiedini di Gamberi e Verdure

Ingredienti:

- Gamberi sgusciati: 400 g
- Peperoni: 2 (circa 200 g)
- Zucchine: 2 medie (circa 300 g)

- Olio extravergine di oliva: 40 ml
- Succo di limone: 20 ml
- Aglio in polvere: 5 g
- Paprika: 5 g
- Sale e pepe: q.b.

Procedimento:

1. Tagliare peperoni e zucchine a pezzi di dimensione adatta per gli spiedini.
2. In una ciotola, mescolare olio, succo di limone, aglio in polvere, paprika, sale e pepe. Unire i gamberi e le verdure tagliate, mescolando bene per condire uniformemente.
3. Infilarli alternati su stecchi per spiedini.
4. Cuocere su una griglia ben calda o una padella grill per 2-3 minuti per lato, fino a cottura completa dei gamberi.

Ricetta 6: Tortino di Cavolfiore al Forno

Ingredienti:

- Cavolfiore: 1 grande (circa 600 g)
- Uova: 3
- Formaggio grattugiato (parmigiano o pecorino): 50 g
- Aglio in polvere: 5 g
- Curcuma: 5 g
- Sale e pepe: q.b.

- Olio extravergine di oliva: per ungere

Procedimento:

1. Cuocere il cavolfiore al vapore fino a renderlo morbido, poi frullarlo fino a ottenere una consistenza simile a quella del purè.
2. Mescolare il purè di cavolfiore con le uova, il formaggio, aglio in polvere, curcuma, sale e pepe.
3. Versare il composto in una teglia precedentemente unta con olio d'oliva.
4. Cuocere in forno a 180°C per 25-30 minuti, fino a che la superficie non diventa dorata e croccante.

Ricetta 7: Insalata Greca Keto

Ingredienti:

- Pomodori ciliegini: 150 g
- Cetriolo: 1 grande (circa 200 g)
- Cipolla rossa: 1 piccola (circa 50 g)
- Olive nere: 50 g
- Feta: 100 g
- Olio extravergine di oliva: 50 ml
- Aceto di vino rosso: 20 ml
- Origano secco: 5 g
- Sale e pepe: q.b.

Procedimento:

1. Tagliare i pomodori a metà, il cetriolo a rondelle, la cipolla a fette sottili e sbriciolare la feta.
2. In una grande ciotola, combinare tutti gli ingredienti preparati.
3. Condire con olio, aceto, origano, sale e pepe, mescolando delicatamente per amalgamare i sapori.

Ricetta 8: Frittata di Asparagi e Prosciutto

Ingredienti:

- Uova: 6
- Asparagi: 200 g
- Prosciutto crudo: 100 g
- Formaggio grattugiato (a scelta): 50 g
- Olio extravergine di oliva: 20 ml
- Sale e pepe: q.b.

Procedimento:

1. Pulire gli asparagi e tagliarli a pezzi. Saltarli brevemente in una padella con un filo d'olio e una presa di sale.
2. Sbattere le uova in una ciotola, aggiungere il formaggio grattugiato, sale e pepe.
3. Aggiungere gli asparagi saltati e il prosciutto tagliato a striscioline alla miscela di uova.
4. Versare il composto in una padella antiaderente calda con un filo d'olio, cuocere a fuoco medio-basso fino a quando la frittata non si è rappresa, poi girarla con

l'aiuto di un piatto e completare la cottura dall'altro lato.

Queste ricette offrono un'ampia varietà di opzioni per le cene chetogeniche, da piatti ricchi di proteine e grassi buoni a insalate leggere e nutrienti, garantendo così che ci sia sempre qualcosa di nuovo e interessante da provare, mantenendo il corpo in stato di chetosi e soddisfacendo il palato. Ogni ricetta è stata pensata per essere facilmente integrabile nel contesto di una vita impegnata, promuovendo un approccio alla dieta chetogenica che sia non solo efficace ma anche piacevole e sostenibile nel tempo.

Ricette leggere per le serate

Nel seguire la filosofia della dieta chetogenica, è fondamentale considerare ogni pasto come un'opportunità per nutrire il corpo, rispettando al contempo gli equilibri macronutrientici necessari per mantenere lo stato di chetosi. Le cene leggere possono essere un'ottima scelta per concludere la giornata, specialmente quando si cerca di evitare pasti pesanti che potrebbero disturbare il sonno o appesantire la digestione.

Zuppa Fredda di Cetrioli e Avocado

Ingredienti:

- Cetrioli: 2 grandi (circa 400 g)
- Avocado maturo: 1 (circa 200 g)
- Yogurt greco intero: 150 g
- Aglio: 1 spicchio

- Succo di limone: 30 ml
- Olio extravergine di oliva: 30 ml
- Acqua fredda: 100 ml
- Sale e pepe: q.b.
- Aneto fresco: per guarnire

Procedimento:

1. Pelare i cetrioli e l'avocado, poi tagliarli a pezzi grossolani.
2. Nel frullatore, combinare cetrioli, avocado, yogurt, aglio, succo di limone, olio, acqua, sale e pepe fino ad ottenere una consistenza liscia.
3. Refrigerare per almeno 1 ora prima di servire, guarnire con aneto fresco.

Insalata di Pollo con Salsa Caesar Keto

Ingredienti:

- Petto di pollo grigliato: 300 g
- Lattuga romana: 200 g
- Parmigiano reggiano: 50 g
- Acciughe: 4 filetti
- Maionese keto: 50 g
- Succo di limone: 15 ml
- Aglio in polvere: 5 g
- Sale e pepe: q.b.

Procedimento:

1. Tagliare il petto di pollo a strisce e la lattuga a pezzi.
2. Nel frullatore, unire acciughe, maionese keto, succo di limone, aglio, sale e pepe per preparare la salsa Caesar.
3. In una ciotola, mescolare pollo, lattuga e parmigiano, poi condire con la salsa preparata.

Carpaccio di Zucchine con Mandorle e Pecorino

Ingredienti:

- Zucchine: 2 grandi (circa 300 g)
- Mandorle a lamelle: 30 g
- Pecorino romano: 50 g
- Olio extravergine di oliva: 40 ml
- Limone: il succo di 1
- Sale e pepe: q.b.
- Menta fresca: per guarnire

Procedimento:

1. Utilizzando un pelapatate o una mandolina, tagliare le zucchine a fettine sottilissime.
2. Disporre le fettine di zucchina su un piatto, condire con olio, succo di limone, sale e pepe.
3. Guarnire con mandorle, scaglie di pecorino e foglie di menta fresca.

Tartare di Salmone e Avocado

Ingredienti:

- Salmone fresco: 200 g
- Avocado maturo: 1 (circa 200 g)
- Cipolla rossa: 1 piccola (circa 50 g)
- Capperi: 20 g
- Succo di limone: 30 ml
- Olio extravergine di oliva: 30 ml
- Sale e pepe: q.b.

Procedimento:

1. Tagliare il salmone e l'avocado a cubetti piccoli, la cipolla finemente.
2. In una ciotola, mescolare salmone, avocado, cipolla, capperi, succo di limone, olio, sale e pepe.
3. Servire immediatamente, accompagnato da crostini keto se desiderato.

Insalata Caprese con Mozzarella di Bufala

Ingredienti:

- Pomodori maturi: 3 grandi (circa 400 g)
- Mozzarella di bufala: 250 g
- Basilico fresco: q.b.
- Olio extravergine di oliva: 50 ml
- Sale e pepe: q.b.

Procedimento:

1. Tagliare i pomodori e la mozzarella a fette.
2. Disporre alternando fette di pomodoro e mozzarella su un piatto.
3. Condire con olio, sale, pepe e guarnire con foglie di basilico fresco.

Gamberetti Saltati al Limone e Aglio

Ingredienti:

- Gamberetti sgusciati: 400 g
- Aglio: 2 spicchi
- Succo di limone: 30 ml
- Peperoncino in fiocchi: 5 g
- Prezzemolo fresco tritato: q.b.
- Olio extravergine di oliva: 30 ml
- Sale e pepe: q.b.

Procedimento:

1. In una padella, scaldare l'olio e soffriggere l'aglio fino a doratura.
2. Aggiungere i gamberetti, il peperoncino, sale e pepe, cuocere per 2-3 minuti.
3. Sfumare con il succo di limone e completare con prezzemolo fresco prima di servire.

Crema Fredda di Avocado e Yogurt

Ingredienti:

- Avocado maturo: 2 (circa 400 g)
- Yogurt greco intero: 200 g
- Cipolla verde: 50 g
- Cetriolo: 1 piccolo (circa 100 g)
- Succo di limone: 30 ml
- Sale e pepe: q.b.
- Acqua fredda: q.b. per regolare la consistenza

Procedimento:

1. Frullare avocado, yogurt, cetriolo, cipolla verde, succo di limone, sale e pepe, aggiungendo acqua fredda a raggiungere la consistenza desiderata.
2. Servire fredda, guarnita con fette sottili di cetriolo o cipolla verde.

Insalata di Spinaci, Fragole e Noci

Ingredienti:

- Spinaci freschi: 150 g
- Fragole: 100 g
- Noci: 30 g
- Formaggio caprino: 50 g
- Olio extravergine di oliva: 30 ml
- Aceto balsamico: 15 ml

- Sale e pepe: q.b.

Procedimento:

1. Lavare gli spinaci e tagliare le fragole a fette.
2. Tostare leggermente le noci in una padella asciutta.
3. In una ciotola grande, mescolare spinaci, fragole, noci, e formaggio caprino sbriciolato.
4. Condire con olio, aceto balsamico, sale e pepe prima di servire.

Queste ricette leggere per la cena offrono una varietà di sapori e consistenze, rendendo ogni pasto serale un'occasione speciale senza appesantire. La transizione verso i piatti che piacciono a tutta la famiglia, come descritto nel punto successivo, sarà naturale, con l'introduzione di ingredienti freschi e preparazioni semplici che soddisfano sia gli adulti sia i bambini, mantenendo al centro l'attenzione alla salute e al benessere tramite una dieta chetogenica equilibrata.

Cucinare per la famiglia: piatti che piacciono a tutti

Preparare cene che soddisfino i gusti di tutta la famiglia può sembrare una sfida, soprattutto quando si segue una dieta chetogenica. Tuttavia, con un po' di creatività e pianificazione, è possibile creare piatti deliziosi che piaceranno a grandi e piccini, mantenendo tutti in salute e felici. Di seguito, otto ricette chetogeniche pensate per essere apprezzate da tutta la famiglia, garantendo una transizione fluida verso un'alimentazione serale che non solo nutre ma anche rafforza il legame familiare.

Polpette di Pollo e Zucchine al Forno

Ingredienti:

- Petto di pollo tritato: 500 g
- Zucchine grattugiate: 200 g
- Parmigiano reggiano grattugiato: 50 g
- Uovo: 1
- Aglio in polvere: 5 g
- Sale e pepe: q.b.

Procedimento:

1. Pre-riscaldare il forno a 180°C.
2. In una ciotola grande, mescolare il pollo tritato, le zucchine grattugiate, il parmigiano, l'uovo, l'aglio in polvere, il sale e il pepe fino ad ottenere un composto omogeneo.
3. Formare delle polpette con il composto e disporle su una teglia rivestita di carta forno.
4. Cuocere in forno per circa 20-25 minuti o fino a quando non risultano dorate e cotte al centro.

Pizza Chetogenica con Base di Cavolfiore

Ingredienti:

- Cavolfiore: 600 g
- Mozzarella per pizza: 200 g
- Uova: 2

- Sale e pepe: q.b.
- Salsa di pomodoro senza zucchero: 100 g
- Topping a scelta (salame, funghi, olive, etc.): q.b.

Procedimento:

1. Tritare il cavolfiore in un robot da cucina fino a ottenere una consistenza simile a quella del riso.
2. Cuocere il cavolfiore tritato al vapore per 5 minuti, lasciarlo raffreddare e strizzarlo per rimuovere l'acqua in eccesso.
3. Mescolare il cavolfiore con le uova, metà della mozzarella, sale e pepe, quindi stendere su una teglia rivestita di carta forno formando una base per pizza.
4. Cuocere in forno a 220°C per 15-20 minuti, fino a quando la base non è dorata.
5. Aggiungere la salsa di pomodoro, la mozzarella rimanente e i topping scelti, poi cuocere per altri 10 minuti.

Lasagne Chetogeniche con Zucchine

Ingredienti:

- Zucchine: 4 grandi (circa 800 g)
- Carne macinata (misto manzo e maiale): 500 g
- Passata di pomodoro: 400 g
- Ricotta: 250 g
- Uovo: 1

- Mozzarella grattugiata: 200 g
- Sale, pepe, erbe aromatiche: q.b.

Procedimento:

1. Tagliare le zucchine a fettine lunghe e sottili, simili a lasagne.
2. In una padella, cuocere la carne macinata con sale, pepe e erbe aromatiche, aggiungere la passata di pomodoro e lasciar cuocere per circa 20 minuti.
3. In una ciotola, mescolare la ricotta con l'uovo, sale e pepe.
4. Comporre le lasagne in una teglia alternando strati di zucchine, carne e miscela di ricotta, terminando con uno strato di mozzarella.
5. Cuocere in forno a 180°C per 40 minuti.

Hamburger di Salmone con Insalata Croccante

Ingredienti:

- Salmone fresco tritato: 400 g
- Erba cipollina tritata: 20 g
- Senape: 10 g
- Sale e pepe: q.b.
- Mix di insalate croccanti: 200 g
- Olio extravergine di oliva: per condire
- Aceto balsamico: per condire

Procedimento:

1. In una ciotola, mescolare il salmone tritato con l'erba cipollina, la senape, sale e pepe.
2. Formare degli hamburger con il composto e cuocerli in una padella antiaderente per 3-4 minuti per lato.
3. Servire gli hamburger di salmone accompagnati da un'insalata croccante, condita con olio e aceto balsamico.

Spaghetti di Zucchine alla Carbonara Keto

Ingredienti:

- Zucchine: 4 medie (circa 800 g)
- Guanciale: 150 g
- Tuorli d'uovo: 4
- Parmigiano Reggiano grattugiato: 100 g
- Pepe nero macinato: q.b.
- Sale: q.b.

Procedimento:

1. Trasformare le zucchine in spaghetti utilizzando un taglia verdure spirale.
2. In una padella, rosolare il guanciale tagliato a cubetti fino a che non diventa croccante. Rimuovere il guanciale e conservare il grasso rilasciato.
3. In una ciotola, sbattere i tuorli d'uovo con il Parmigiano Reggiano e abbondante pepe nero.

4. Saltare gli spaghetti di zucchine nel grasso del guanciale per 1-2 minuti, giusto il tempo di scaldarli.
5. Fuori dal fuoco, aggiungere la miscela di uova e Parmigiano alle zucchine, mescolando velocemente per evitare che l'uovo coaguli. Se necessario, aggiungere un po' d'acqua di cottura per rendere il tutto più cremoso.
6. Servire caldo, guarnito con il guanciale croccante e ulteriore pepe nero.

Involtini di Melanzane con Ripieno di Ricotta e Spinaci

Ingredienti:

- Melanzane: 2 grandi (circa 600 g)
- Ricotta: 250 g
- Spinaci freschi: 200 g
- Parmigiano Reggiano grattugiato: 50 g
- Passata di pomodoro: 200 g
- Aglio: 1 spicchio
- Sale e pepe: q.b.
- Olio extravergine di oliva: q.b.

Procedimento:

1. Tagliare le melanzane a fettine lunghe e sottili, grigliarle su una padella antiaderente fino a che non diventano morbide.
2. In una ciotola, mescolare la ricotta con gli spinaci precedentemente saltati in padella con un filo d'olio e uno spicchio d'aglio, il Parmigiano, sale e pepe.

3. Disporre un cucchiaio di ripieno su ogni fetta di melanzana e arrotolare.
4. Disporre gli involtini in una teglia, coprire con la passata di pomodoro e cuocere in forno a 180°C per circa 20-25 minuti.
5. Servire caldo, con un filo d'olio extravergine d'oliva a crudo.

Pollo al Curry con Riso di Cavolfiore

Ingredienti:

- Petto di pollo: 400 g
- Cavolfiore: 1 (circa 600 g)
- Latte di cocco: 200 ml
- Curry in polvere: 15 g
- Cipolla: 1 media
- Aglio: 2 spicchi
- Olio di cocco: 20 g
- Sale e pepe: q.b.
- Coriandolo fresco: per guarnire

Procedimento:

1. Tagliare il petto di pollo a cubetti e rosolarlo in una padella con olio di cocco, cipolla tritata e aglio fino a doratura.
2. Aggiungere il curry e cuocere per un altro minuto per far sprigionare gli aromi.

3. Versare il latte di cocco, abbassare la fiamma e lasciare cuocere fino a che il pollo non è ben cotto e la salsa si è addensata, aggiustare di sale e pepe.
4. Nel frattempo, tritare il cavolfiore in un robot da cucina fino ad ottenere una consistenza simile al riso.
5. Saltare il "riso" di cavolfiore in una padella con un filo d'olio di cocco per 5-7 minuti, salare e pepare a gusto.
6. Servire il pollo al curry accompagnato dal riso di cavolfiore, guarnire con coriandolo fresco tritato.

Queste ricette dimostrano come la dieta chetogenica possa essere adattata per soddisfare le esigenze di tutta la famiglia, offrendo piatti sani, nutrienti e pieni di sapore. Con un po' di creatività, è possibile trasformare ingredienti semplici in cene deliziose che mantengono tutti felici e in salute, favorendo momenti di condivisione familiare attorno al tavolo. Proseguendo nel libro, le sezioni successive costruiranno su questa base, esplorando ulteriori aspetti della dieta chetogenica e come integrarla in uno stile di vita dinamico e soddisfacente.

Organizzazione e conservazione per facilitare le cene durante la settimana

La gestione efficace delle cene durante la settimana può essere una sfida, soprattutto per chi segue una dieta chetogenica e ha poco tempo a disposizione. La pianificazione e la conservazione dei pasti diventano allora strategie essenziali per mantenere uno stile di vita sano senza rinunciare al gusto e alla varietà. Le ricette che seguono sono state pensate per essere facilmente preparate in anticipo, conservate e riscaldate, offrendo soluzioni pratiche senza sacrificare la qualità e l'aderenza ai principi chetogenici.

Minestra di Pollo e Verdure Keto

Ingredienti:

- Petto di pollo: 500 g
- Brodo di pollo: 1.5 litri
- Carote: 100 g (sostituire con meno carboidrati se necessario)
- Sedano: 100 g
- Cipolla: 100 g
- Olio extravergine di oliva: 30 ml
- Sale e pepe: q.b.

Procedimento:

1. Tagliare il petto di pollo a cubetti, le carote e il sedano a pezzi, e tritare finemente la cipolla.
2. In una grande pentola, soffriggere la cipolla nell'olio extravergine di oliva fino a quando non diventa trasparente.
3. Aggiungere il pollo e farlo rosolare brevemente.
4. Aggiungere il brodo di pollo, le carote, il sedano, sale e pepe.
5. Portare a ebollizione, poi ridurre il fuoco e lasciare sobbollire per circa 30 minuti.

6. Servire caldo o lasciare raffreddare e conservare in contenitori ermetici in frigorifero per fino a 3 giorni o congelare per un ut lizzo futuro.

Casseruola di Cavolfiore e Salsiccia

Ingredienti:

- Salsiccia: 400 g
- Cavolfiore: 600 g
- Panna da cucina a basso contenuto di carboidrati: 200 ml
- Formaggio cheddar grattugiato: 100 g
- Paprika affumicata: 5 g
- Sale e pepe: q.b.
- Olio extravergine d oliva: per ungere

Procedimento:

1. Precucinare il cavolfiore al vapore fino a renderlo tenero ma non molle.
2. In una padella, cuocere la salsiccia tagliata a rondelle fino a doratura.
3. In una ciotola, mescolare la panna con paprika, sale e pepe.
4. In una teglia unta, disporre uno strato di cavolfiore, uno di salsiccia e versare sopra la miscela di panna.
5. Cospargere con il formaggio cheddar.

6. Cuocere in forno a 180°C per 20 minuti o fino a doratura del formaggio.
7. Lasciare raffreddare e dividere in porzioni per conservare in frigorifero o congelatore. Riscaldare prima di servire.

Frittata di Spinaci e Feta al Forno

Ingredienti:

- Uova: 8
- Spinaci freschi: 200 g
- Feta: 150 g
- Olio extravergine di oliva: 20 ml
- Sale e pepe: q.b.

Procedimento:

1. In una padella, soffriggere gli spinaci nell'olio fino a che non appassiscono.
2. In una ciotola, sbattere le uova con sale e pepe.
3. Aggiungere gli spinaci e la feta sbriciolata alle uova e mescolare.
4. Versare il composto in una teglia rivestita di carta forno.
5. Cuocere in forno a 180°C per 25-30 minuti o fino a che la frittata non si è rappresa.
6. Lasciare raffreddare, poi tagliare in porzioni. Conservare in frigorifero e riscaldare brevemente in microonde o forno prima di servire.

Polpettone Keto con Ripieno di Spinaci

Ingredienti:

- Carne macinata di manzo: 700 g
- Spinaci surgelati (scongelati e strizzati): 200 g
- Uovo: 1
- Parmigiano Reggiano grattugiato: 50 g
- Aglio in polvere: 5 g
- Sale e pepe: q.b.

Procedimento:

1. In una ciotola grande, mescolare la carne macinata con l'uovo, il Parmigiano, l'aglio, sale e pepe.
2. Stendere il composto di carne su un foglio di carta forno formando un rettangolo.
3. Distribuire uniformemente gli spinaci sul rettangolo di carne.
4. Arrotolare con cura aiutandosi con la carta forno per formare un polpettone.
5. Trasferire il polpettone, senza carta forno, in una teglia da forno.
6. Cuocere a 180°C per circa 40-50 minuti.
7. Lasciar raffreddare prima di tagliare in fette. Conservare in frigorifero e riscaldare le fette desiderate prima di servire.

Queste ricette sono state create con l'intento di facilitare la gestione delle cene chetogeniche durante la settimana, offrendo opzioni pratiche, gustose e nutrienti. La possibilità di preparare in anticipo, conservare e riscaldare i pasti aiuta a mantenere uno stile di vita chetogenico senza stress, permettendo di godere di cene salutari e soddisfacenti anche nelle giornate più impegnative.

RICETTE PER SNACK E DOLCI (30 RICETTE)

1. **Chips di Cavolo Nero al Parmigiano:**
    - Stendi foglie di cavolo nero su una teglia, cospargi con olio d'oliva e parmigiano grattugiato. Cuoci a 160°C fino a che non diventano croccanti.
2. **Palline di Formaggio Caprino e Erbe:**
    - Mescola 200g di formaggio caprino con erbe fresche tritate. Forma delle palline e rotola in semi di papavero o sesamo.
3. **Peperoni Ripieni di Crema di Formaggio e Noci:**
    - Taglia peperoni mini in due, rimuovi i semi. Riempi con una miscela di formaggio spalmabile e noci tritate.

4. **Fette di Mele con Burro di Noci e Cannella:**
    - Taglia una mela a fette sottili, spalma con burro di mandorle o arachidi, cospargi con cannella.
5. **Mini Frittate in Teglia per Muffin:**
    - Sbatti le uova con sale e pepe, aggiungi verdure tritate e formaggio grattugiato. Versa in teglia per muffin e cuoci fino a doratura.
6. **Stick di Mozzarella Avvolti in Prosciutto:**
    - Avvolgi stick di mozzarella con fette sottili di prosciutto crudo. Puoi scaldarli leggermente in padella fino a che il prosciutto non diventa croccante.
7. **Olive Farcite al Formaggio Blu e Noci:**
    - Farcisci olive denocciolate con formaggio blu e pezzetti di noce. Servi freddo o a temperatura ambiente.

Questi snack offrono opzioni pratiche e gustose per mantenere l'energia durante il giorno o per soddisfare la voglia di qualcosa di salato o leggermente dolce, rimanendo all'interno dei principi della dieta chetogenica.

Dolci chetogenici per una pausa golosa senza sensi di colpa

1. **Biscotti al Burro di Mandorle:**
    - Miscela 200g farina di mandorle, 50g eritritolo, 1 uovo, 100g burro di mandorle, 1 cucchiaino

estratto di vaniglia. Forma biscotti e cuoci a 180°C per 12 minuti.

2. **Mousse al Cioccolato e Avocado:**
   - Frulla 1 avocado maturo, 50g cacao in polvere, 50g eritritolo, 100ml panna montata, 1 cucchiaino estratto di vaniglia fino a ottenere una crema liscia.
3. **Barrette Energetiche Keto:**
   - Combina 150g farina di cocco, 100g burro di arachidi senza zuccheri aggiunti, 50g eritritolo, 50g gocce di cioccolato fondente (>70% cacao), 1 pizzico di sale. Pressa in una teglia, congela per 1 ora, poi taglia a barrette.
4. **Crackers di Semi:**
   - Mescola 100g semi di lino, 50g semi di chia, 50g semi di girasole, 50g semi di zucca, 1 cucchiaino di sale con acqua fino a formare un impasto. Stendi sottilmente e cuoci a 160°C fino a doratura.
5. **Palline Energetiche al Cocco e Limone:**
   - Processa 100g farina di cocco, 50g olio di cocco, 40g eritritolo, scorza di 1 limone fino a ottenere un impasto. Forma palline e rotola nel cocco grattugiato.
6. **Mini Cheesecake al Caffè senza Cottura:**
   - Base di 100g mandorle tritate e 50g burro fuso. Crema di 200g formaggio spalmabile, 50g

eritritolo, 2 cucchiai di caffè solubile, 100ml panna montata. Raffredda in frigo per 4 ore.

7. **Gelato al Burro di Arachidi:**

    - Mescola 200ml panna da montare, 100g burro di arachidi senza zuccheri aggiunti, 50g eritritolo, 1 cucchiaino di estratto di vaniglia. Congela, mescolando ogni ora per 4 ore.

Bevande energizzanti e nutrienti.

1. **Frullato Verde Energizzante:**

    - Miscela 1 tazza di spinaci freschi, 1/2 avocado, il succo di 1 limone, un pizzico di zenzero fresco, 1 cucchiaino di olio di cocco, e 200 ml di acqua di cocco. Frulla fino a ottenere un composto liscio.

2. **Latte Dorato alla Curcuma:**

    - Riscalda 250 ml di latte di mandorla con 1 cucchiaino di curcuma in polvere, un pizzico di pepe nero, 1/2 cucchiaino di cannella, e un dolcificante chetogenico a piacere. Mescola fino a quando non è completamente caldo.

3. **Smoothie Antiossidante ai Frutti di Bosco:**

    - Frulla insieme 1/2 tazza di frutti di bosco misti congelati, 200 ml di latte di cocco, 1 cucchiaino di semi di chia, e un dolcificante chetogenico a piacere fino a ottenere una consistenza liscia.

4. **Bevanda al Caffè Bulletproof:**

- Mescola 1 tazza di caffè nero caldo con 1 cucchiaio di burro non salato e 1 cucchiaio di olio di cocco (o olio MCT). Frulla fino a ottenere una consistenza schiumosa e cremosa.

5. **Tè Matcha Latte:**

   - Sbatti 1 cucchiaino di polvere di tè matcha con un po' d'acqua calda fino a formare una pasta. Aggiungi 250 ml di latte di mandorla caldo e dolcificante chetogenico a piacere. Mescola bene.

6. **Frullato di Cetriolo e Menta:**

   - Frulla 1 cetriolo intero, il succo di 1/2 lime, foglie di menta fresca, 1 cucchiaino di olio di MCT, e 200 ml di acqua frizzante per un tocco rinfrescante.

7. **Acqua Detox al Limone e Zenzero:**

   - In una caraffa, combina 1 litro di acqua, il succo di 1 limone, qualche fetta di zenzero fresco, e foglie di menta. Lascia in infusione per almeno un'ora prima di servire fredda.

Queste bevande non solo offrono un boost di energia e nutrienti ma sono anche deliziose e rinfrescanti, perfette per vari momenti della giornata.

RICETTE SPECIALI (30 RICETTE)

Ricette per occasioni speciali e festività.

1. **Zuppa di Funghi Chetogenica:**
    - Soffriggi 300g di funghi in 2 cucchiai di burro. Aggiungi 500ml di brodo di pollo, cuoci per 15 minuti. Frulla con 100ml di panna, sale e pepe.
2. **Mini Quiche Chetogeniche senza Crosta:**
    - Mescola 6 uova, 200g di spinaci tritati, 100g di formaggio grattugiato, 150g di prosciutto a dadini. Versa in stampini da muffin, cuoci a 180°C per 20 minuti.
3. **Avocado Ripieno di Salmone Affumicato:**
    - Taglia 2 avocado a metà, togli il nocciolo. Riempili con salmone affumicato tritato, condisci con succo di limone, sale e pepe.
4. **Insalata Greca Chetogenica:**
    - Combina 1 cetriolo tagliato a dadini, 100g di olive, 200g di feta a cubetti, 2 cucchiai di olio d'oliva. Aggiungi origano, sale e pepe.

5. **Pancakes di Ricotta Chetogenici:**

    - Mescola 200g di ricotta, 50g di farina di mandorle, 2 uova, 1 cucchiaino di lievito per dolci. Cuoci su una padella antiaderente fino a doratura.

6. **Polpette di Pollo al Pesto:**

    - Combina 500g di carne di pollo macinata, 50g di pesto, sale e pepe. Forma le polpette e cuocile in forno a 180°C per 25 minuti.

7. **Gelato Chetogenico al Cocco e Lime:**

    - Mescola 400ml di latte di cocco, il succo e la zest di 1 lime, dolcificante chetogenico a piacere. Congela, mescolando ogni ora per 4 ore.

Queste ricette sono state create per aggiungere varietà e gusto alla tua dieta chetogenica, mantenendo semplicità e brevità nelle preparazioni.

Adattamenti Chetogenici dei Piatti Classici

1. **Pizza Chetogenica**: Mescola farina di mandorle con uova e mozzarella grattugiata per creare l'impasto. Stendi, cuoci brevemente, poi aggiungi passata di pomodoro e topping a piacere, finendo la cottura in forno.
2. **Spaghetti alla Carbonara Chetogenica**: Utilizza spaghetti di zucchine come base. Prepara un

condimento con guanciale croccante, tuorli d'uovo e pecorino, mescolando con gli spaghetti cotti per amalgamare il tutto.

3. **Lasagna Chetogenica**: Sostituisci la pasta con foglie di cavolo, alternandole con strati di ragù di carne e besciamella chetogenica. Cuoci in forno fino a doratura.

4. **Panini Chetogenici**: Prepara il pane con farina di mandorle, uova e burro. Farcisci con prosciutto, formaggio e verdure per un panino nutriente e basso in carboidrati.

5. **Risotto ai Funghi Chetogenico**: Usa cavolfiore tritato come sostituto del riso, cuocendolo con funghi e brodo fino a ottenere una consistenza cremosa, arricchita con panna e parmigiano.

6. **Tiramisù Chetogenico**: Crea uno strato di savoiardi chetogenici imbevuti in caffè, alternato con una crema di mascarpone dolcificata. Completa con una spolverata di cacao.

7. **Gnocchi di Zucca Chetogenici**: Combina zucca e farina di cocco per formare gli gnocchi. Cuocili e servili con un condimento di burro e salvia.

8. **Paella Chetogenica**: Prepara con riso di cavolfiore come base, soffriggendo con una selezione di carne e frutti di mare in brodo speziato con zafferano.

9. **Moussaka Chetogenica**: Alterna strati di melanzane con ragù e besciamella chetogenica, cuocendo il tutto per creare un piatto ricco e gratificato.

10. **Cheesecake Chetogenica**: Una base di farina di mandorle con un ripieno cremoso di formaggio, dolcificato e aromatizzato con vaniglia, cotto fino a consistenza desiderata.

Questo approccio mira a mantenere la brevità e la precisione, fornendo una guida chiara su come preparare varianti chetogeniche di piatti amati, senza sacrificare il gusto o la soddisfazione.

Sperimentazione con ingredienti innovativi e superfood

1. **Smoothie Energetico al Matcha e Avocado**: Frulla 1 avocado maturo (circa 200 g), 2 cucchiai di polvere di matcha (10 g), 250 ml di latte di mandorla, edulcorante chetogenico a piacere. Ottieni un frullato cremoso e ricco di antiossidanti.

2. **Barrette Proteiche con Semi di Chia e Cocco**: Mescola 100 g di farina di mandorle, 50 g di semi di chia, 100 g di cocco grattugiato, 50 g di olio di cocco fuso, edulcorante chetogenico, e 30 g di proteine in polvere a scelta. Comprimi in una teglia, raffredda e taglia in barrette.

3. **Pancake di Acai e Noci**: Unisci 150 g di farina di cocco, 2 uova, 50 ml di latte di cocco, 30 g di polvere di acai, edulcorante chetogenico, e un pizzico di sale. Cuoci i pancake in padella e servi con noci tritate (30 g).

4. **Insalata di Kale con Bacche di Goji**: Mescola 200 g di kale tritato, 30 g di bacche di Goji reidratate, 50 g di noci pecan, e 100 g di feta. Condisci con olio extravergine d'oliva (30 ml) e aceto di mele (15 ml).

5. **Muffin al Cioccolato e Spirulina**: Combina 150 g di farina di mandorle, 50 g di cacao in polvere, 2 uova, 100 g di edulcorante chetogenico, 30 g di olio di cocco fuso, 10 g di spirulina in polvere, e 1 cucchiaino di lievito per dolci. Cuoci in forno a 180°C per circa 20 minuti.

6. **Zuppa Fredda di Avocado e Cetriolo con Alghe**: Frulla 2 avocado maturi (400 g), 1 cetriolo grande (200 g), 500 ml di brodo vegetale freddo, succo di 1 lime, e 30 g di alghe wakame reidratate. Servi freddo con un filo di olio extravergine d'oliva.

7. **Crackers di Semi di Lino e Curcuma**: Mescola 200 g di semi di lino macinati, 1 cucchiaino di curcuma in polvere (5 g), 1/2 cucchiaino di sale marino, e 100 ml di acqua. Stendi sottilmente e cuoci in forno a 180°C fino a doratura.

8. **Bowl di Quinoa Chetogenica con Avocado e Semi**: Sostituisci la quinoa tradizionale con 200 g di cavolfiore tritato finemente, saltalo con 30 ml di olio d'oliva. Aggiungi 1 avocado a cubetti (200 g), 50 g di semi di zucca, e condisci con limone e erbe.

9. **Gelato al Tè Verde e Proteine**: Frulla 400 ml di panna montata chetogenica, 50 g di proteine in polvere al vaniglia, 30 g di polvere di tè verde matcha, edulcorante a piacere, fino a ottenere una crema omogenea. Congela per almeno 4 ore.

10. **Pesto di Cavolo Nero e Semi di Canapa**: Trita 200 g di cavolo nero, 50 g di semi di canapa, 2 spicchi d'aglio, 50 g di parmigiano reggiano, e unisci 100 ml di olio

extravergine d'oliva. Frulla fino a ottenere una salsa omogenea.

Queste ricette combinano il gusto con i benefici nutrizionali di superfood e ingredienti chetogenici, offrendo varietà e innovazione nel piano alimentare.

PIANI ALIMENTARI PER UOMO E DONNA

Per Strutturare un piano alimentare equilibrato e vario, in un contesto chetogenico senza ricorrere a ricette specifiche, ci concentreremo sull'importanza di pianificare i pasti in modo strategico. Questo approccio assicura che si mantenga uno stato di chetosi nutrizionale, si ottimizzino i benefici per la salute e si supporti la perdita di peso, se questo è l'obiettivo, senza sacrificare il piacere della tavola.

Concetti Chiave per Strutturare il Piano Alimentare

1. **Equilibrio Macronutrienti**: La fondamenta di un piano alimentare chetogenico equilibrato risiede nella corretta proporzione di macronutrienti - basso apporto di carboidrati (generalmente meno del 5-10% dell'apporto calorico giornaliero), moderato apporto proteico (20-25%) e alto apporto di grassi salutari (70-75%). Questo equilibrio promuove la chetosi, uno stato metabolico in cui il corpo brucia grassi come principale fonte di energia.

2. **Variazione Alimentare**: Includere una varietà di alimenti è cruciale per garantire l'assunzione di tutti i micronutrienti necessari. La dieta chetogenica non si limita solo a carne e grassi; verdure a basso contenuto

di carboidrati, semi, noci, latticini ricchi di grassi e superfood come bacche di goji e semi di chia possono arricchire notevolmente il piano alimentare.

3. **Pianificazione dei Pasti**: Prevedere i pasti della settimana aiuta a evitare scelte alimentari spontanee che potrebbero allontanare dal raggiungimento degli obiettivi chetogenici. Include pasti che possono essere preparati in anticipo e facilmente assemblati o riscaldati.

4. **Snack Intelligenti**: Gli spuntini sono un'ottima opportunità per integrare nutrienti essenziali mantenendosi all'interno dei limiti chetogenici. Optare per snack ricchi di grassi e bassi in carboidrati come olive, formaggi grassi, frutta a guscio o avocado.

5. **Idratazione e Elettroliti**: Mantenere un'adeguata idratazione e bilanciamento elettrolitico è fondamentale, specialmente nelle fasi iniziali della dieta chetogenica, per prevenire la "cheto-influenza". Acqua, brodi non zuccherati, e integratori di elettroliti possono essere inclusi nel piano alimentare.

6. **Flessibilità e Ascolto del Corpo**: Ogni individuo reagisce diversamente alla dieta chetogenica. È importante ascoltare il proprio corpo e apportare eventuali aggiustamenti al piano alimentare per soddisfare le esigenze di energia, fame e benessere generale.

7. **Incorporazione di Attività Fisica**: Sebbene non strettamente legata alla pianificazione dei pasti, l'attività fisica regolare dovrebbe far parte di un

approccio olistico al benessere su una dieta chetogenica, supportando il metabolismo e la salute generale.

Implementazione nel Piano Alimentare

La strutturazione di un piano alimentare chetogenico di 30 giorni dovrebbe iniziare dall'identificazione di piatti base che soddisfino i requisiti nutrizionali e dal loro adattamento per creare varietà. Ad esempio, una base di frullato verde può essere adattata giornalmente con diversi tipi di grassi (olio di cocco, burro di mandorle, panna di cocco) o proteine (proteine del siero di latte, collagene). Analogamente, piatti principali a base di proteine e verdure possono essere variati con diverse spezie e metodi di cottura per mantenere l'interesse culinario.

Implementare questi principi nel piano alimentare non solo facilita la transizione e il mantenimento di uno stile di vita chetogenico ma incoraggia anche una relazione positiva con il cibo, ponendo le basi per scelte alimentari sostenibili a lungo termine.

Piano alimentare uomo

Settimana 1

Giorno 1:

- **Colazione:** Omelette con spinaci e feta.
- **Pranzo:** Insalata di pollo con avocado e un dressing di olio d'oliva.

- **Cena:** Bistecca di manzo alla griglia con broccoli al vapore conditi con burro.

Giorno 2:

- **Colazione:** Smoothie di lamponi, spinaci, proteine in polvere e latte di cocco.
- **Pranzo:** Taco bowl con carne macinata di manzo, lattuga, formaggio, avocado e salsa.
- **Cena:** Salmone al forno con asparagi avvolti in prosciutto crudo.

Giorno 3:

- **Colazione:** Pancake di farina di mandorle serviti con burro e mirtilli.
- **Pranzo:** Insalata Caesar con pollo grigliato (senza crostini).
- **Cena:** Zoodle (spaghetti di zucchina) con pesto e gamberetti.

Giorno 4:

- **Colazione:** Yogurt greco pieno di grassi con noci e semi di chia.
- **Pranzo:** Avocado ripieno di insalata di tonno.
- **Cena:** Pollo al curry con riso di cavolfiore.

Giorno 5:

- **Colazione:** Frullato di avocado, cacao in polvere, proteine in polvere e burro di mandorle.

- **Pranzo:** Insalata di salmone con foglie verdi miste e semi di zucca.
- **Cena:** Chili senza fagioli servito con una fetta di pane chetogenico.

Giorno 6:

- **Colazione:** Uova strapazzate con pancetta e avocado.
- **Pranzo:** Roll di lattuga con tacchino e formaggio, conditi con maionese.
- **Cena:** Costolette di agnello alla griglia con purè di cavolfiore al rosmarino.

Giorno 7:

- **Colazione:** Budino di chia fatto con latte di cocco e guarnito con fragole.
- **Pranzo:** Insalata greca con pollo (usare formaggio feta e olive, niente cipol e o pomodori).
- **Cena:** Filetto di maiale arrosto con verdure arrosto a basso contenuto di carboidrati.

Spuntino (se necessario):

- Bastoncini di sedano con burro di arachidi.
- Formaggio a cubetti con fette di salame.
- Olive verdi o nere.
- Noci o semi misti (porzioni controllate).
- Gelatina chetogenica fatta in casa senza zuccheri aggiunti.

Settimana 2: Sperimentazione con Superfood Chetogenici

Obiettivo: Incrementare l'introduzione di superfood nella dieta per ottimizzare l'assunzione di nutrienti.

Lunedì:

- **Colazione:** Smoothie con spinaci, avocado, polvere di MCT e semi di chia.
- **Pranzo:** Insalata di cavolo kale con noci, semi di zucca, fette di avocado e petto di pollo, condita con olio d'oliva e limone.
- **Cena:** Salmone al forno con un contorno di asparagi saltati e cosparsi di semi di sesamo.

Martedì:

- **Colazione:** Pancake di farina di cocco serviti con burro di arachidi e lamponi freschi.
- **Pranzo:** Zuppa di funghi con aggiunta di olio di cocco e un tocco di crema di cocco.
- **Cena:** Bistecca alla griglia con insalata di rucola, parmigiano e dressing al tartufo.

Mercoledì:

- **Colazione:** Yogurt greco intero con semi di lino macinati e qualche mirtillo.
- **Pranzo:** Avocado ripieno di insalata di gamberetti con olio EVO e lime.
- **Cena:** Petto di pollo alla paprika con broccoli al vapore e un pizzico di lievito alimentare.

Giovedì - Domenica: Ripetere i pasti variando le proteine e i superfood per mantenere la dieta interessante e nutriente.

Settimana 3: Ricette Internazionali Chetogeniche

Obiettivo: Esplorare sapori globali adattati alla dieta chetogenica per variare i pasti e mantenere l'interesse culinario.

Lunedì:

- **Colazione:** Chia pudding con latte di cocco e un pizzico di cardamomo.
- **Pranzo:** Tacos chetogenici con foglie di lattuga come gusci, ripieni di carne macinata speziata, guacamole e salsa.
- **Cena:** Curry thai verde con pollo e verdure miste a basso contenuto di carboidrati.

Martedì:

- **Colazione:** Omelette stile francese con erbe aromatiche e formaggio di capra.
- **Pranzo:** Insalata greca chetogenica con formaggio feta, olive e olio d'oliva extra vergine.
- **Cena:** Zoodle (spaghetti di zucchina) all'amatriciana con guanciale e salsa di pomodoro.

Mercoledì:

- **Colazione:** Frittata spagnola con chorizo e peperoni.
- **Pranzo:** Sashimi assortito con insalata di alghe e avocado.

- **Cena:** Shawarma di pollo chetogenico servito con insalata di cetrioli e yogurt greco.

Giovedì - Domenica: Continuare con il tema internazionale, esplorando piatti da diverse cucine come italiana (pizza chetogenica), indiana (pollo tandoori con riso di cavolfiore), mediterranea (kebab di agnello con tzatziki) e americana (hamburger senza pane con insalata).

Questi esempi offrono un punto di partenza per costruire due settimane ricche di varietà e nutrienti essenziali, adattabili a gusti e preferenze individuali. Ricorda di monitorare la risposta del tuo corpo e di apportare eventuali aggiustamenti al piano per soddisfare le tue esigenze energetiche e di salute.

Settimana 4: Integrazione e Sostenibilità

Obiettivo: Rinforzare la dieta chetogenica come uno stile di vita sostenibile, con piatti semplici, deliziosi e nutrienti che si possono facilmente adattare alla vita quotidiana.

Lunedì:

- **Colazione:** Uova in camicia su letto di spinaci saltati e avocado.
- **Pranzo:** Insalata di tonno con maionese chetogenica, sedano, cipolla rossa e un tocco di senape, servita su foglie di lattuga.
- **Cena:** Polpette di carne al forno con salsa marinara chetogenica e zoodles al burro.

Martedì:

- **Colazione:** Yogurt greco intero con un mix di semi (chia, lino, girasole) e cannella.
- **Pranzo:** Roll-up di tacchino e formaggio con peperoni arrostiti e rucola, avvolti in foglie di lattuga.
- **Cena:** Salmone alla griglia con insalata mediterranea (olive, cetrioli, formaggio feta, olio d'oliva).

Mercoledì:

- **Colazione:** Smoothie chetogenico con cocco, cacao in polvere, burro di mandorle e proteine del siero del latte.
- **Pranzo:** Zuppa di pollo con verdure a basso contenuto di carboidrati e un tocco di crema di cocco.
- **Cena:** Bistecca di manzo alla griglia con purè di cavolfiore all'aglio e asparagi avvolti in bacon.

Giovedì:

- **Colazione:** Frittata con peperoni, cipolle e chorizo.
- **Pranzo:** Insalata caprese con pomodori, mozzarella, basilico fresco e olio d'oliva extra vergine.
- **Cena:** Pollo arrosto con erbe aromatiche e mix di verdure arrostite (finocchio, zucchine, peperoni).

Venerdì:

- **Colazione:** Pancake di farina di mandorle serviti con burro e sciroppo d'acero chetogenico.
- **Pranzo:** Avocado ripieno di insalata di gamberetti con lime e coriandolo.

- **Cena:** Lasagne chetogeniche con sfoglie di zucchine, ricotta, carne macinata e salsa marinara.

Sabato:

- **Colazione:** Chia pudding con latte di mandorle, vaniglia e topping di frutti di bosco.
- **Pranzo:** Caesar salad con pollo grigliato, condimento chetogenico e scaglie di parmigiano (senza crostini).
- **Cena:** Arrosto di maiale con erba cipollina e funghi saltati in padella.

Domenica:

- **Colazione:** Omelette con avocado, pomodoro e cipolla, servita con salsa piccante.
- **Pranzo:** Insalata di aragosta con maionese chetogenica, sedano e avocado, servita su foglie di endivia.
- **Cena:** Pizza chetogenica con base di farina di mandorle, top di mozzarella, pomodori e basilico.

Questo schema settimanale è progettato per offrire un mix bilanciato di semplicità e sapore, con ricette che possono essere preparate con relativa facilità. La chiave per mantenere la dieta chetogenica sostenibile è la flessibilità e la capacità di adattare i pasti alle proprie preferenze, obiettivi nutrizionali e stile di vita. Ricordati di ascoltare il tuo corpo, di apportare eventuali modifiche necessarie per soddisfare le tue esigenze energetiche e di salute, e di goderti la varietà e il gusto che questa dieta può offrire.

Per la Settimana 1: Fase di Adattamento del piano alimentare chetogenico, il focus è sulla riduzione dei carboidrati e sull'introduzione graduale di pasti chetogenici. Questa settimana serve per abituare il corpo alla nuova fonte di energia (grassi invece di carboidrati) e per iniziare a entrare in stato di chetosi

Lunedì

- **Colazione:** 2 uova strapazzate con 30g di spinaci e 1/2 avocado.
- **Pranzo:** Insalata grande con 100g di petto di pollo grigliato, mix di foglie verdi, 10 olive nere, cetrioli, con 2 cucchiai di olio d'oliva come condimento.
- **Cena:** 150g di salmone al forno con una porzione di broccoli al vapore conditi con un filo d'olio di cocco.

Martedì

- **Colazione:** Frullato con 1/2 avocado, 30g di mirtilli, 200ml di latte di mandorle e 1 cucchiaio di semi di chia.
- **Pranzo:** Insalata di tonno con 1 lattina di tonno in olio d'oliva, 1/4 di avocado, foglie di lattuga e un mix di semi.
- **Cena:** Polpette di carne (200g di carne macinata) con salsa marinara chetogenica e spaghetti di zucchina.

Mercoledì

- **Colazione:** Omelette con 2 uova, 50g di formaggio cheddar e 50g di peperoni.

- **Pranzo:** Insalata di avocado e gamberetti (100g di gamberetti) con olio d'oliva e limone.
- **Cena:** Petto di pollo alla griglia (150g) con insalata di cavolo cappuccio e carote (uso limitato per il contenuto di carboidrati).

Giovedì

- **Colazione:** Pancake di farina di cocco (usare 50g di farina) serviti con burro di arachidi senza zuccheri aggiunti.
- **Pranzo:** Zuppa di verdure a basso contenuto di carboidrati con aggiunta di 100g di pollo sminuzzato.
- **Cena:** Bistecca di manzo (150g) alla griglia con asparagi avvolti in prosciutto crudo.

Venerdì

- **Colazione:** Yogurt greco intero (100g) con semi di lino macinati (1 cucchiaio).
- **Pranzo:** Insalata Caesar chetogenica con pollo (100g), senza crostini, con parmigiano e dressing fatto in casa.
- **Cena:** Filetto di merluzzo al forno (150g) con un contorno di spinaci saltati in padella con aglio.

Sabato

- **Colazione:** Chia pudding fatto con 200ml di latte di cocco e 2 cucchiai di semi di chia, lasciato riposare durante la notte.
- **Pranzo:** Roll di lattuga con carne di manzo tagliata sottile (100g), peperoni e salsa chetogenica.

- **Cena:** Pizza chetogenica con base di farina di mandorle (70g per l'impasto) e toppings a scelta (mantenere basso il contenuto di carboidrati).

Domenica

- **Colazione:** Smoothie con 200ml di latte di mandorle, 30g di spinaci, 1 cucchiaio di burro di mandorle e proteine in polvere chetogeniche.
- **Pranzo:** Insalata di salmone con 100g di salmone affumicato, foglie di lattuga, avocado e un pizzico di aneto.
- **Cena:** Zuppa cremosa di funghi (usare 200g di funghi) con aggiunta di panna da cucina chetogenica.

Questo piano offre un mix di pasti nutrienti, bilanciati e in linea con le linee guida chetogeniche, ideali per la fase di adattamento. Ricorda di bere abbondante acqua e, se necessario, integrare con sali minerali per evitare la "cheto-influenza". Adatta le porzioni alle tue esigenze caloriche e preferenze personali.

Settimana 2: Sperimentazione con Superfood

Lunedì:

- **Colazione:** Smoothie con 1 cucchiaio di polvere di MCT, 30g di semi di chia, 50g di spinaci, 1/4 di avocado, e 200ml di latte di cocco.
- **Pranzo:** Insalata di cavolo riccio (kale) con 30g di noci, 100g di petto di pollo grigliato, 1/2 avocado, condita con olio d'oliva e aceto di mele.

- **Cena:** Filetto di salmone al forno con crosta di sesamo e contorno di asparagi al vapore.

Martedì:

- **Colazione:** Yogurt greco intero con 2 cucchiai di semi di lino macinati, 30g di lamponi.
- **Pranzo:** Zuppa di bone broth con mix di verdure a basso contenuto di carboidrati e 100g di straccetti di manzo.
- **Cena:** Polpette di tacchino al forno servite con purè di cavolfiore e salsa verde.

Mercoledì:

- **Colazione:** Omelette con 50g di spinaci e 30g di formaggio feta.
- **Pranzo:** Insalata con 100g di salmone affumicato, foglie di lattuga, avocado, e semi di zucca.
- **Cena:** Bistecca alla griglia con contorno di broccoli e cavolfiore arrostiti con un filo d'olio d'oliva.

Giovedì:

- **Colazione:** Pancakes di farina di cocco (usare 50g di farina) serviti con 1 cucchiaio di burro di arachidi senza zuccheri aggiunti.
- **Pranzo:** Avocado ripieno di insalata di gamberetti (100g di gamberetti) con olio d'oliva e lime.
- **Cena:** Chili senza fagioli servito con una fetta di pane chetogenico.

Venerdì:

- **Colazione:** Chia pudding preparato con 200ml di latte di cocco e 30g di semi di chia, lasciato riposare durante la notte.
- **Pranzo:** Insalata Caesar chetogenica con 100g di pollo grigliato, senza crostini, con parmigiano e dressing fatto in casa.
- **Cena:** Filetto di merluzzo al forno con un contorno di spinaci saltati in padella.

Sabato:

- **Colazione:** Frullato di proteine con 1 cucchiaio di olio di cocco, 50g di mirtilli, e 200ml di latte di mandorle.
- **Pranzo:** Roll di lattuga con carne di manzo tagliata sottile, peperoni e salsa chetogenica.
- **Cena:** Pizza chetogenica con base di farina di mandorle e toppings a basso contenuto di carboidrati.

Domenica:

- **Colazione:** Uova in camicia su letto di spinaci saltati e fetta di avocado.
- **Pranzo:** Insalata di salmone con foglie di lattuga, 100g di salmone affumicato, e un pizzico di aneto.
- **Cena:** Curry di pollo con latte di cocco e mix di verdure a basso contenuto di carboidrati.

Settimana 3: Esplorazione Culinaria Internazionale

Lunedì:

- **Colazione:** Frittata italiana con pomodori, basilico e mozzarella.

- **Pranzo:** Insalata caprese chetogenica con mozzarella, pomodori (quantità limitata), basilico, e olio d'oliva extra vergine.
- **Cena:** Spaghetti di zucchine alla carbonara con guanciale e uovo.

Martedì (Greco):

- **Colazione:** Yogurt greco con semi di chia e un pizzico di cannella.
- **Pranzo:** Insalata greca chetogenica con cetrioli, olive, formaggio feta, e olio d'oliva.
- **Cena:** Polpette di agnello al forno con tzatziki e insalata di cavolo.

Mercoledì (Messicano):

- **Colazione:** Huevos rancheros chetogenici su base di peperoni.
- **Pranzo:** Tacos chetogenici con foglie di lattuga come gusci e ripieno di carne macinata speziata.
- **Cena:** Enchiladas chetogeniche con zucchine al posto delle tortillas e ripieno di pollo.

Giovedì (Indiano):

- **Colazione:** Smoothie con latte di cocco, curry in polvere, e proteine del siero del latte.
- **Pranzo:** Insalata di pollo tandoori con verdure miste.
- **Cena:** Curry di verdure chetogenico con pane naan chetogenico.

Venerdì (Tailandese):

- **Colazione:** Omelette thai con erbe fresche e gamberetti.
- **Pranzo:** Insalata di manzo thai con cetrioli, coriandolo, e dressing a base di lime e olio d'oliva.
- **Cena:** Zuppa di cocco e pollo (Tom Kha Gai) adattata alla chetogenica.

Sabato (Giapponese):

- **Colazione:** Pancake chetogenico servito con una salsa dolce a basso contenuto di carboidrati.
- **Pranzo:** Insalata di alghe con cetrioli e sesamo.
- **Cena:** Sushi chetogenico con "riso" di cavolfiore, salmone, avocado e cetriolo, avvolto in nori.

Domenica (Francese):

- **Colazione:** Crepes chetogeniche servite con crema di formaggio e erbe.
- **Pranzo:** Ratatouille chetogenica con verdure a basso contenuto di carboidrati.
- **Cena:** Salmone alla griglia con insalata mediterranea (olive, cetrioli, formaggio feta, olio d'oliva).

Settimana 4: Consolidamento e Creatività

Lunedì:

- **Colazione:** Avocado toast chetogenico su pane chetogenico fatto in casa.

- **Pranzo:** Insalata di polpo con foglie di lattuga, avocado, olive e un dressing al limone e olio d'oliva.
- **Cena:** Zuppa cremosa di funghi con pezzi di bacon croccante.

Martedì:

- **Colazione:** Pancakes di farina di mandorle con crema di mascarpone e fragole (limitate).
- **Pranzo:** Roll-up di prosciutto e formaggio con asparagi grigliati all'interno.
- **Cena:** Pollo ripieno di spinaci e ricotta, con un contorno di cavolfiore gratinato.

Mercoledì:

- **Colazione:** Frullato proteico con spinaci, cocco, burro di mandorle e proteine in polvere.
- **Pranzo:** Insalata nizzarda chetogenica con tonno, uova sode, olive e peperoni.
- **Cena:** Involtini di melanzane alla parmigiana, con mozzarella e salsa marinara chetogenica.

Giovedì:

- **Colazione:** Chia pudding con latte di cocco, cacao in polvere e un tocco di stevia.
- **Pranzo:** Taco salad in una ciotola di lattuga con carne macinata di manzo, avocado, formaggio cheddar, panna acida chetogenica.
- **Cena:** Salmone in crosta di erbe con verdure miste saltate.

Venerdì:

- **Colazione:** Uova al forno in avocado con erba cipollina.
- **Pranzo:** Insalata di cavolo con petto di anatra affumicato, semi di zucca e dressing di olio di noce.
- **Cena:** Pizza chetogenica "deep dish" con bordi di formaggio e vari toppings a basso contenuto di carboidrati.

Sabato:

- **Colazione:** Muffin chetogenici al limone e semi di papavero.
- **Pranzo:** Zoodles (spaghetti di zucchina) con pesto di basilico e gamberetti saltati.
- **Cena:** Costolette di agnello al rosmarino con purè di zucca chetogenico.

Domenica:

- **Colazione:** Frittata con chorizo, peperoni e cipolla.
- **Pranzo:** Insalata Caesar reinventata con petto di pollo alla griglia, parmigiano e "crostini" chetogenici.
- **Cena:** Curry verde thailandese con pollo e verdure, servito con "riso" di cavolfiore al cocco.

Questa settimana di consolidamento mira a sfruttare la creatività in cucina, incoraggiando la sperimentazione con ricette e ingredienti per mantenere la dieta chetogenica fresca, interessante e soddisfacente. La chiave è la varietà e l'equilibrio, assicurando che ogni pasto fornisca piacere oltre che nutrimento, senza mai sacrificare gli obiettivi della dieta chetogenica. Ricorda di ascoltare il tuo corpo e di adattare le porzioni e i pasti in base alle tue esigenze energetiche e obiettivi di salute.

DIARIO ALIMENTARE

SETTIMANA 1

LUNEDÌ

MARTEDÌ

MERCOLEDÌ

GIOVEDÌ

VENERDÌ

SABATO

PROMEMORIA

DOMENICA

LA SPESA

SETTIMANA 2

LUNEDÌ

MARTEDÌ

MERCOLEDÌ

GIOVEDÌ

VENERDÌ

SABATO

PROMEMORIA

DOMENICA

LA SPESA

SETTIMANA 3

LUNEDÌ

MARTEDÌ

MERCOLEDÌ

GIOVEDÌ

VENERDÌ

SABATO

PROMEMORIA

DOMENICA

LA SPESA

SETTIMANA 4

LUNEDÌ

MARTEDÌ

MERCOLEDÌ

GIOVEDÌ

VENERDÌ

SABATO

PROMEMORIA

DOMENICA

LA SPESA

Printed by Amazon Italia Logistica S.r.l.
Torrazza Piemonte (TO), Italy

74503173R00067